잘 먹고 잘 빠지는

황제 다이어트, 5주의 기적

잘 먹고 잘 빠지는

황제 다이어트, 5주의 기적

저자는 영등포역(1호선) 인근에서 과학적 원리를 토대로 한 황제 다이어트 교실, 노자와 사마천 사기 등 인문학 고전 역사 교실, 취미생활로 10여년에 걸쳐 흥미진진하게 공부하면서, 동시에 가르치고도 있는 사주팔자에 관한 명리학 교실 등을 무료로 운영하고 있으며, 관심 있는 분들은 010-8628-3902로 연락하면 참여할 수 있습니다.

잘 먹고 잘 빠지는

황제 다이어트, 5주의 기적

김양원 지음

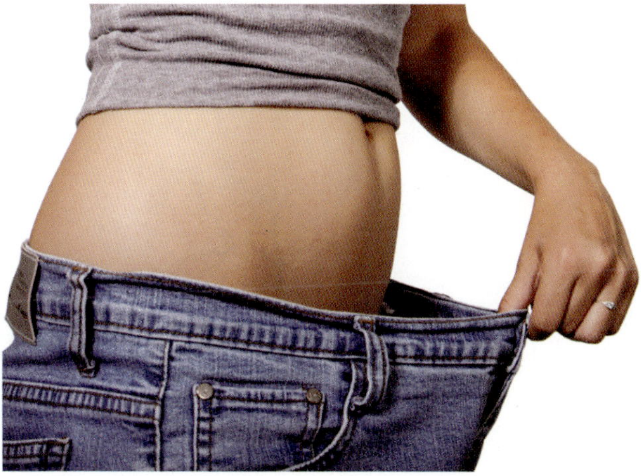

유한문화사

여는 글

『황제 다이어트』를 출간한 지 20년이 되었다. 일반인들이 읽어도 알게끔 최대한 쉽게 쓴다고 자부했었다. 그럼에도 불구하고 전문적이고 과학적인 용어가 많다는 것을 깨달았다.

우리 몸에 필요한 5대 영양소는 탄수화물, 지방, 단백질, 비타민, 미네랄이다. 이 중 에너지로 사용되는 건 탄수화물, 지방, 단백질이라고 하지만, 진정한 에너지는 지방이라 할 수 있다. 탄수화물, 지방, 단백질은 종류만큼이나 이름도 많고, 과학적이고 전문적인 용어가 많다. 보통 사람들은 포도당이 탄수화물인줄 모른다는 것도 알게 되었다.

이 책에서 말하는 영양소는 수많은 이름들이 있지만 탄수화물, 지방, 단백질 3개로 통일하려고 노력했다. 예를 들면 피에 들어있는 포도당이라 해서 혈당(血糖)이라 하고, 오줌에 들어있는 포도당이라 해서 당뇨(糖尿)라 하는데, 그냥 탄수화물로 통일했다. 하지만 탄수화물, 지방, 단백질이란 용어 외에 일상생활에서 만나는 용어도 알아야 하므로 이에 대한 설명도 곁들였다. 그래도 누구나 읽으면 알 수 있도록 최대한 쉽게 쓰려고 했다.

과체중이나 비만의 원인은 탄수화물이지, 지방이나 단백질이 아니다. 아무것도 먹지 않으면 살 빠진다는 건 누구나 다 안다. "아무것도 안 먹기"는 뭔가 큰일 날 거 같은 불안 때문이기도 하지만, 실제로 안 먹으면 배가 고프거나 허기지기 때문에 못하는 것뿐이다. 잘 먹으면서 아무것도 먹지 않는 효과를 노리는 게 황제 다이어트다.

『황제 다이어트』는 고기만 먹으면 되는 줄 알 정도로 오해가 많다는 것도 알았다. 그래서 이 점을 불식시키려고 노력했다. 평생 해야 되는 것으로 잘못 알고 있는 경우도 있었다. 적게는 1주, 길게는 5주 정도 하면 된다. 정상 체중이 되면 아침 식사를 하지 않고 하루에 두 번 식사만 하면 된다.

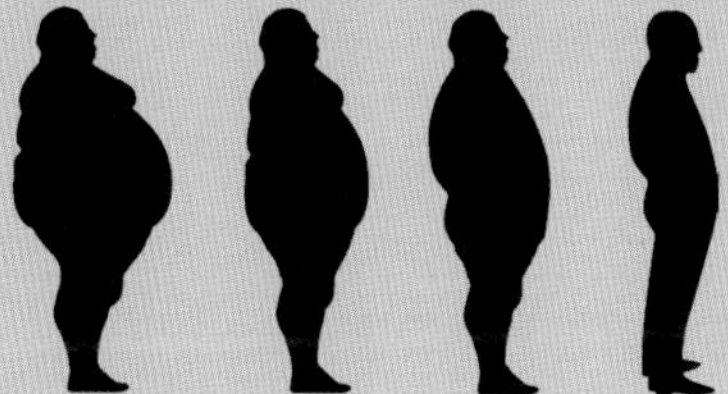

CONTENTS

CONTENTS

잘 먹고 잘 빠지는 황제 다이어트, 5주의 기적

CONTENTS

Chapter 3 당뇨병과 합병증

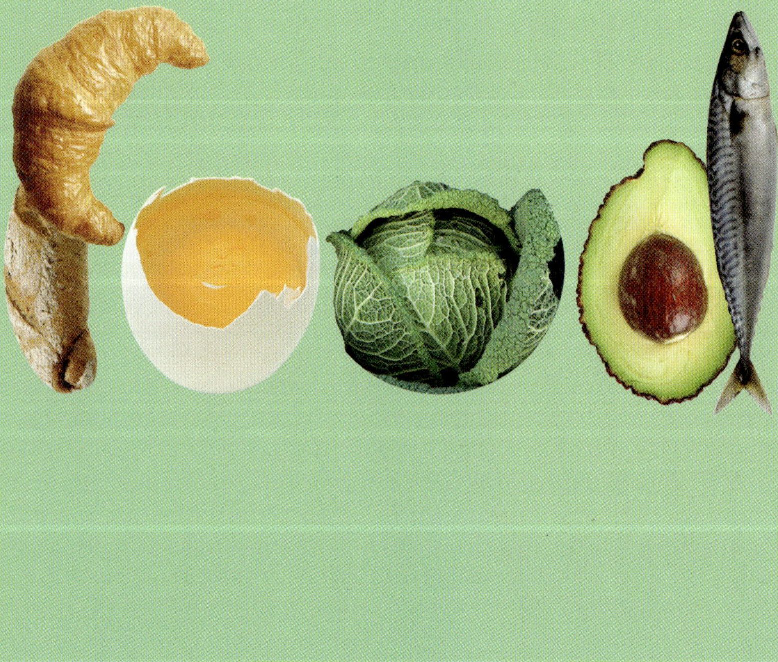

Chapter 1

탄수화물 · 지방 · 단백질

1장

대한민국은 **탄수화물** 중독 중

우리는 독을 먹는지도 모른다

몸에 해로운 것을 '독'이라 한다. 코브라에게 물리면 죽을 수도 있다. 코브라 독 때문이다. 농약을 마시면 죽을 수도 있다. 농약이 독이기 때문이다. 버섯을 잘못 먹으면 죽을 수도 있다. 버섯 독 때문이다. 벌에 쏘이면 죽을 수도 있다. 벌 독 때문이다. 항생제도 많이 먹으면 죽을 수 있다. 항생제도 역시 독이기 때문이다.

몸에 이로운 것을 '약'이라 한다. 독은 사람을 죽일 수 있지만, 적당량을 사용하면 오히려 약이 된다. 항생제를 약으로 쓰는 것은 이 때문이다. 벌 독도 약으로 사용할 수 있다. 관절염에 좋다고 봉침, 즉 벌침을 일부러 맞는 경우가 이 때문이다.

그래서 소량, 즉 적당량의 독은 약이 되어 사람을 살린다. 항생제의 일종인 마이신도 독이다. 술도 많이 마시면 해롭지만, 적당히 마시면 건강에 좋다. 무엇이든 먹는 양에 따라 독이 될 수도 있고, 약이 될 수 있는 것이다.

필자는 오래 전 독(毒)에 관한 연구로 독성학(毒性學) 박사학위를 받았다. 독성학은 독을 연구하는 학문이다. 그런데 가끔 독성학이 뭐냐는 질문을 받는데, 간단하다. 독사에게 물리면 왜 죽는가를 연구하는 학문이라고 답한다.

독성학에서 이것만큼은 틀림없다고 하는 격언이 하나 있다. 위에서 말한 '먹는 양에 따라 독이 될 수도 있고, 약이 될 수도 있다'는 것이다. 그래서 이 세상에서 우리 입으로 들어가는 것들, 즉 과식할 경우 먹는 것은 모두 다 독이 될 수도 있고, 적당량을 먹으면 약이 될 수도 있는 것이다. 무엇이든 넘치면 모자란 것만 못하다는 옛말이 절대 틀린 말이 아닌 셈이다. 필자는 독성학의 격언을 그대로 적용하여 '탄수화물도 많이 먹으면, 즉 과다 섭취하면 독이 될 수 있다'고 강조하면서 1997년에 『김양원 박사식 황제 다이어트』를 출간했다. 그리고 그 책에서 '탄수화물 중독증'이라는 말을 썼다.

'중독(中毒)'이란 말은 독을 지속적으로 먹는 것을 말한다. 어쩌다 한두 번 먹는 것으로는 중독이라는 단어를 쓰지 않는다. 술, 즉 알콜을 지속적으로 마시면 '알콜 중독'이라 하고, 마약에 지속적으로 의존하면 '마약 중독'이라고 한다. 그런데 우리는 쉬지 않고 탄수화물을 '대량으로' 먹는 '탄수화물 중독증'에 걸려 있다. 왜 탄수화물 중독증이라 하는가?

필자가 1997년 출간한 책에서 인용한 「중앙일보」 1997. 7. 8일자

주간 식탁 차림표를 보자. 매일 먹는 밥과 빵, 카레라이스 등은 탄수화물의 다른 이름이다. 그래서 탄수화물을 200g 이상 먹고 있음을 알 수 있다. 여기에서 간식이나 부식으로 먹는 과일류 등은 제외한 것이므로, 실제로는 이보다 훨씬 더 탄수화물을 섭취하고 있음을 알 수 있다. 우리는 대부분 이렇게 먹고 있는데 이렇게 먹는 것을 탄수화물 중독증이라 할 수 있는가?

주간 식탁 차림표
(중앙일보 1997년 7월 8일)

	아침	점심	저녁	탄수화물
월	밥	밥	밥	213g
화	밥	밥	밥	213g
수	밥	밥	밥	213g
목	밥	밥	밥	213g
금	빵	밥	밥	192g
토	빵	카레라이스	밥	238g

* 밥 1공기: 285칼로리, 빵 200칼로리, 카레라이스 382칼로리

18년 후의 통계를 보면 알 수 있다. 질병관리본부가 발표한 「2015 건강행태 및 만성질환 통계」* 에 의하면 한국인은 탄수화물 64%, 단백질

* https://knhanes.cdc.go.kr/knhanes/sub04/sub04_03.do?classType=7, 아래 제시되는 통계도 이 자료에 근거한다.

15%, 지방 22% 비율로 먹고 있다.

한국인 영양소 섭취기준[**]은 한국영양학회가 제정했으나 2015년부터는 보건복지부와 한국영양학회가 공동으로 제정하여 발표하고 있다. 이 기준에 의하면 에너지적정비율은 탄수화물이 55-65%, 단백질이 7-20%, 지방 15-30%다. 따라서 한국인 영양소 섭취기준에 부합되게 먹는다는 것을 알 수 있다.

하루 에너지 섭취기준에 의하면 30세 이상 남자는 평균 2,200칼로리, 여자는 평균 1,800칼로리다. 실제 조사결과 역시 이와 비슷하다. 따라서 남자는 칼로리 중 탄수화물이 64%를 차지하므로, 2,200×0.64=1,408칼로리, 여자는 1,800×0.64=1,152칼로리가 됨을 알 수 있다. 탄수화물 1g이 4칼로리에 해당하므로 남자는 1,408÷4=352g, 여자는 1,152÷4=288g이 된다.

답은 '그렇다'이다. 즉 '탄수화물 중독증'에 걸려 있다고 해도 과언이 아닌 것이다.

탄수화물을 섭취 권장기준을 제정하고 있지만, 실제로 탄수화물은 얼마나 먹어야 될까? 20장에서 보면 알겠지만 놀랍게도 전혀 먹지 않아도 생존에 전혀 지장이 없다. 전혀 먹지 않아도 되는 탄수화물을 대량으로 먹고 있는 것이다. 그래서 우리 자신도 모르게 탄수화물 중독증 환자가 되어 가는 것이다.

무엇이든 중독되면 좋지 않다는 건 알 수 있다. 그러면 탄수화물에 중독되면 어떤 문제가 생길까? 대략 몇 개만 나열해본다.

** http://www.mohw.go.kr/front_new/jb/sjb030301vw.jsp?PAR_MENU_ID=03&MENU_ID=032901&CONT_SEQ=337356

첫째, 비만이다. 뚱뚱해지는 것이다. 이 시대는 살찐 사람이 많아도 너무 많다. 2015년 우리나라 성인 남자 5명 중 2명, 여자 4명 중 1명은 비만이다. 성인 9명에 3명이 비만이란 얘기다. 그리고 소아청소년 10명 중 1명은 비만이다. 비만이 만병의 근원이라는 것은 이미 잘 알려진 사실이기에 더 강조할 필요도 없다.

둘째, 당뇨병에 걸릴 수 있다. 당뇨병은 '소아 당뇨병'과 '성인 당뇨병'으로 나눈다. 어렸을 때 당뇨병이 없었는데 나이 들어 걸리면 성인 당뇨병이라 한다. 이 시대는 성인 당뇨병 환자가 많아도 너무 많다. 성인 10명 중 1명은 당뇨병 환자다. 그럼에도 불구하고 본인이 당뇨병 환자인지도 모르는 사람이 절반이상이라고 발표되고 있다. 이 병에 걸리면 매일매일 사는 게 힘들다.

셋째, 고혈압에 걸릴 수 있다. 심근경색, 즉 심장마비가 올 수 있다는 것이다. 그리고 '중풍'이라고 부르는 뇌졸중에 걸릴 수도 있다. 즉 뇌에서 핏줄이 터지거나 막힐 수 있다. 그런데 30세 이상 남자 3명 중 1명, 여자는 4명 중 1명이 고혈압이다. 그런데 고혈압 환자 5명 중 2명은 치료를 받지 않고 있으니, 실제로 본인이 고혈압인줄 모르는 사람이 많다는 얘기다.

그 밖에 암에 걸릴 확률과 노인성 치매에 걸릴 확률이 높아진다. 또 우울증 등 정신질환에 걸릴 확률이 높아진다. 탄수화물 중독증 때문에 생기는 질병은 이 외에도 많다. 다 열거하자면 이 책 한 권으로도 부족할 지경이다.

2장

탄수화물·지방·단백질의 역할

탄수화물이 필요한 이유

우리 몸을 자동차에 비유해 보자. 자동차는 차체, 엔진, 전조등 등 각종 부품으로 구성되어 있다. 그리고 자동차를 움직이려면 에너지가 필요하다. 에너지, 즉 휘발유나 경유를 저장해야 할 탱크가 필요하다. 우리 몸도 마찬가지다. 자동차를 구성하는 각종 부품처럼, 우리 몸도 각종 장기와 뼈, 근육으로 이루어진 단백질 덩어리다.

단백질로 된 사람이 움직이려면 에너지가 있어야 하고, 지방이 우리 몸의 에너지를 제공한다. 자동차는 연료 탱크에 연료를 저장하지만, 사람은 따로 저장할 수 있는 곳이 없이 체지방(體脂肪)이라는 이름으로 몸 안에 저장한다. 그리고 우리가 먹는 탄수화물은 대부분 체지방을 만드는 데 사용되고, 극히 일부가 자동차의 부품을 교체하는 것처럼

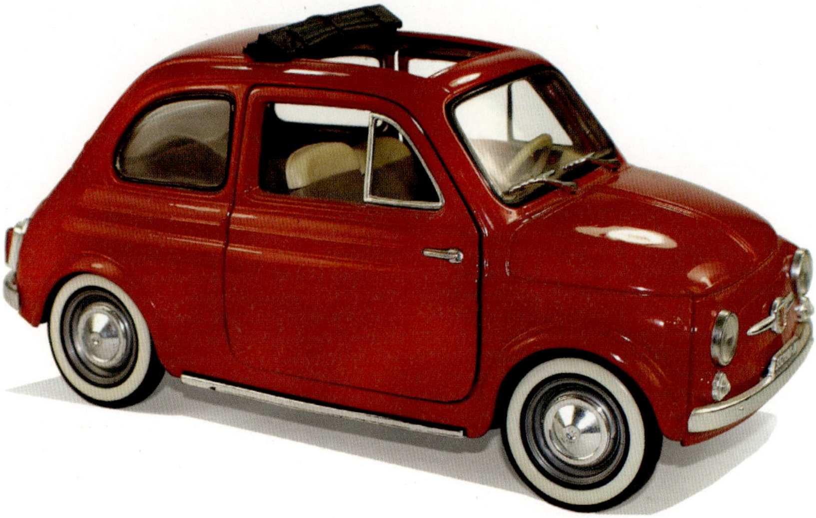

사람도 자동차와 마찬가지로 신체의 각 조직이 에너지를 쓰며 움직여야 한다.

신체 조직을 만드는 단백질로 사용된다. 따라서 탄수화물은 거의 100% 체지방을 만드는 데 사용된다고 할 수 있다.

인간의 몸은 다른 동물과 마찬가지로 단백질로 되어 있고, 체지방을 에너지로 사용해 심장이 뛰는 등 생존에 필요한 활동을 한다. 식물은 탄수화물로 구성되어 있다.

사과나무·복숭아나무·밤나무·참나무·등나무는 말할 것도 없고 수박·참외·토마토·딸기 등 과채류나 벼·옥수수·밀·귀리 등의 작물도 탄수화물로 되어 있다. 식물은 그 자체가 곧 탄수화물인 셈이다.

사람을 포함한 동물은 공기 중의 산소를 들이 마시고, 이산화탄소를 방출하는 호흡 과정을 통해 생존한다. 식물은 공기 중에 들어 있는 이산화탄소를 들이 마시고, 산소를 공기 중에 방출하는 광합성 과정을 통해 생존한다. 식물도 호흡을 하지만, 그 양이 동물에 비하면 거의 무시할 수 있을 정도로 적다.

식물광합성 : 이산화탄소+물 → 탄수화물+산소

동물 호흡: 탄수화물+산소 → 이산화탄소+물

식물은 광합성을 통해 태양에서 오는 빛에너지를 사용하여 탄수화물을 만들고, 자신의 몸을 구성하며, 필요한 생명활동을 한다. 동물 등 사람은 식물이 빛에너지를 화학에너지로 바꾸어 저장한 탄수화물을 사용하여 자신의 몸을 구성하며, 필요한 생명활동을 한다.

지구에 있는 어떤 생명도 태양 없이는 살아갈 수 없다. 사람이나 식물이나 태양에서 나오는 태양광 에너지, 즉 빛에너지로 살아간다. 식물은 빛에너지를 직접 이용하여 살아간다. 그러나 동물을 포함한 사람은 빛에너지를 직접 이용할 수 없다. 식물이 빛에너지를 저장하여 스스로 몸을 구성하고 활용하기 위해 만든 탄수화물이란 간접적인 빛에너지를 이용하여 생존하는 것이다. 이런 간접적인 빛에너지를 '화학에너지'라고 한다.

다시 말해, 사람은 식물이 만든 탄수화물에 들어있는 빛에너지로 살아간다. 그러나 식물과는 달리 사람의 몸은 그 자체가 단백질이고, 탄수화물이 아니다. 예를 들면, 표준 체중 70kg인 남자는 뼈대를 구성하는 칼슘 같은 미네랄 일부를 제외한 대부분이 단백질이다. 체중에서 지방 15kg을 제외한 55kg이 단백질이며, 이 가운데 탄수화물은 0.2kg 정도밖에 되지 않는다. 즉 우리 몸의 탄수화물 함량은 무시해도 될 만큼 적다.

표준 체중 70kg인 사람과 같은 키에 체중이 137kg 나가는 사람은 어떨까? 지방 80kg, 단백질 57kg, 탄수화물은 똑같이 0.2kg 정도밖에 안 된다. 체중 70kg인 남자는 연료로 쓰이는 15kg의 지방을 저장하고 있고, 137kg인 남자는 80kg을 저장하고 있다는 차이가 있을 뿐이다. 이를 비교해 보면 표준 체중과 비만의 차이는 지방 때문이라는 것이 확실하다. 그러면 비만의 원인이 바로 지방인가? 사람들은 지방 때문에 비만이라고 지방을 욕한다. 몸에 쌓인 지방, 즉 체지방 때문에 비만이라는 것이다.

체중 70kg인 사람은 휘발유 15kg을 싣고 달리는 자동차이고, 체중 137kg인 사람은 휘발유 80kg을 싣고 달리는 자동차다. 더 무거운 자동차는 가벼운 자동차에 비하면 에너지를 더 사용하면서 힘들게 달릴 것이다. 체력이 동일한 사람 둘이서 등산을 한다고 치자. 한 사람은 15kg 배낭을, 다른 한 사람은 80kg 배낭을 메고 등산한다. 누가 쉽고 편하게 정상에 도달하겠는가?

답은 삼척동자도 다 안다. 무거운 80kg 배낭을 메고 등산하는 사람이 더 힘들 것이고, 아마도 지치고 힘들어서 중도에서 포기할지도 모른다. 70kg인 남자나 137kg인 남자나 탄수화물 함량은 0.2kg로 동일하다.

탄수화물을 줄여야 한다

그리고 탄수화물 함량이 우리 몸 전체에서 고작 0.2kg인 것을 보면 생존하기 위해 사용하는 에너지는 탄수화물이 아님이 분명하다. 자동차를 움직이는 연료와 마찬가지로 휘발유나 경유에 해당하는 기름, 즉 지방이 분명하다.

식물광합성 : 이산화탄소+물 → 탄수화물+산소

동물 호흡 : 탄수화물+산소 → 이산화탄소+물

동물이 호흡하면서 탄수화물을 사용하는 게 아니라 탄수화물을 이용해 만든 지방을 사용하는 것이 분명한 것이다.

그래서 위의 등식은 다음과 같이 바뀌어야 한다.

식물광합성 : 이산화탄소 + 물 → 탄수화물+산소

식물 호흡 : 탄수화물+산소 → 이산화탄소+물

동물 호흡 : 지방+산소 → 이산화탄소+물

동물 등 사람은 식물이 만든 탄수화물을 단백질로 바꾸어 몸을 구성하고, 탄수화물을 지방으로 바꾸어 활동에 필요한 에너지를 얻는다.

사람이 태어날 때의 체중은 3kg 내외이고, 표준 신장은 대략 50cm 정도이다. 태어나고 첫 1년 동안 몸무게가 3배나 증가하여 9~10kg이 되고, 키는 25cm가 자라 75cm 정도가 된다. 이렇게 재빠르게 몸무게나 키를 늘리지만, 그 속도는 점점 느려진다. 1년에 25cm씩 자란다면 10년이면 250cm가 될 것인데, 그런 사람은 없다. 대략 18세에서 19세 정도가 되면 몸무게는 남자는 65kg, 여자는 55kg이 되고, 키는 남자

173cm, 여자 160cm 정도가 된다. 이렇게 체중이 불어나고 키가 크는 현상을 우리는 '성장'이라고 한다.

신체발육 표준치 변화 비교

남자				연령	여자			
표준체중(kg)		표준신장(cm)			표준체중(kg)		표준신장(cm)	
98년	07년	98년	07년		98년	07년	98년	07년
3.4	3.4	50.8	50.1	출생시	3.3	3.3	50.1	49.4
9.8	9.9	76.5	76.0	11~12개월	9.3	9.4	75.6	74.8
15.1	14.9	95.7	96.7	3~3.5세	14.2	14.3	94.2	95.6
18.0	18.1	106.6	107.2	4.5~5세	17.3	17.4	105.4	106.1
31.0	31.3	132.9	134.2	9~10세	30.0	30.5	132.2	133.5
47.2	50.7	155.3	159.0	13~14세	47.0	47.8	155.0	156.6
61.2	62.4	171.1	171.8	16~17세	54.4	53.6	160.0	160.0
63.2	64.5	172.2	172.8	17~18세	54.6	53.9	160.4	160.4
63.8	65.8	172.5	173.4	18~19세	54.7	54.1	160.5	160.7

성장이란 과정을 통해 몸무게를 늘리고 키를 크게 한 것이다. 즉 성장이란 섭취한 탄수화물을 단백질로 바꾸어 몸집을 불리는 과정이라 보면 될 것이다. 아기와 성인의 차이는 단백질 양이 많고 적음의 차이일 뿐이다. 18~19세가 되면 신체가 거의 완성되고, 25세까지 미세한 조정을

거쳐 성장이 완성된다. 즉 더 이상 자라지 않는다. 이 말은 단백질을 만들기 위한 탄수화물, 즉 몸집을 불리기 위한 탄수화물이 더 이상 필요하지 않다는 것을 의미한다. 이후에는 몸집을 유지하고 고장 난 것 갈아 끼우는 데 필요한 양이면 된다. 즉 거의 필요하지 않다는 얘기다.

성장이 끝난 사람을 자동차에 비유하면 조립이 완료되어 달릴 수 있는 자동차가 된 상태다. 이제 움직이기 위해 휘발유나 경유라는 연료, 즉 지방이 필요하다. 기름이 차를 움직이게 하는 연료이며 칼로리이고, 차로서 역할을 하게 만드는 것이다. 기름을 태우고 연소해야 차가 움직일 수 있는 것처럼, 우리 몸을 유지하고 활동하게 하는 것은 탄수화물이나 단백질이 아니라 차와 마찬가지로 기름, 즉 지방인 것이다.

모유의 성분을 보자. 모유 100g에는 탄수화물 7.2g, 단백질 1.1g, 지방 3.5g이 있고, 비타민 무기염류가 0.2g, 나머지는 물 88g으로 구성되어 있다.* 칼로리로 환산하면 탄수화물은 7.2g~28.8칼로리, 단백질은 4.4칼로리, 지방은 31.5칼로리로, 합하면 약 64.7칼로리가 된다. 탄수화물은 총칼로리의 44.5%, 단백질은 6.8%, 지방은 48.7%다.

태어나서 1년 안에 몸집이 3배가 불어 체중이 3배가 되고, 키는 25cm 정도가 자라는 유아라고 해도 에너지 비율로 따지면 탄수화물은 44.5%이고, 지방이 48.7%가 되는데, 섭취한 탄수화물은 대부분 에너지로 사용되는 게 아니고, 체중을 늘리고 키를 크게 하는 등 몸집을 불리는 데 사용된다고 볼 수 있는 것이다.

* 2011년 식품성분표(제8개정판), 농촌진흥청 국립농업과학원

아무튼 첫 1년에 25cm가 성장하므로 이런 속도로 성장을 계속한다면 20년이면 키가 5m 이상이 될 것이지만 그렇게 되지는 않는다. 대략 25세쯤 성장이 완성되며, 더 이상 성장하지 않는다. 이후 길고 긴 노화과정이 진행된다. 완성된 차가 계속 사용할수록 노후 되어 폐차되는 것과 마찬가지로 인간의 몸도 죽을 때까지 노화가 진행되다 죽는 것이다.

성장이 정지된 사람은 성장하는데 필요한 만큼의 탄수화물이 필요하지 않은 것이다. 즉 탄수화물 섭취량을 크게 줄여야 한다. 대신 차의 연료에 해당하는 지방으로 생명활동을 유지해야 하는 것이다. 그런데 한창 성장해야 하는 어린 시기는 성장해야 하기 때문에, 그리고 부모의 영향이 절대적이라 탄수화물을 먹어야 했지만, 성인이 되고, 성장이 끝난 후에도 습관처럼 탄수화물을 먹으니 문제가 되는 것이다.

성장이 끝난 후 신체를 유지하려면 지방에서 나오는 칼로리를 사용해야 하기 때문에 주로 탄수화물을 먹지만, 몸은 탄수화물을 모두 지방으로 바꾸어 저장한다. 먹은 탄수화물을 직접 사용하는 것이 아니다.

성인의 하루 필요 칼로리가 2,000칼로리인데, 이중 60%를 탄수화물로 채운다면 1,200칼로리가 된다. 탄수화물은 1g에 4칼로리이므로 탄수화물 300g이 된다. 그런데 어느 한 순간 피에 들어있는 탄수화물의 양은 4~6g에 불과하다. 아침 점심 저녁 3번 나누어 식사한다고 할 경우 한번에 100g이 들어오는데, 피 속의 탄수화물 양은 4~6g으로 일정하게 유지해야 하므로, 식사할 때 한꺼번에 대량으로 들어오는 탄수화물은 독이므로 독이 아닌, 해롭지 않은 지방으로 바꾸어 저장하게 된다. 그런 다음 지방을 에너지로 사용한다. 물론 에너지로 탄수화물도 필요하지만, 이때 필요한 탄수화물은 체지방을 분해하여 스스로 만든 것을 사용하게 된다. 우리 몸은 탄수화물을 지방으로 바꿀 수도 있고, 지방을 탄수화물로 바꿀 수도 있는 능력이 있다.

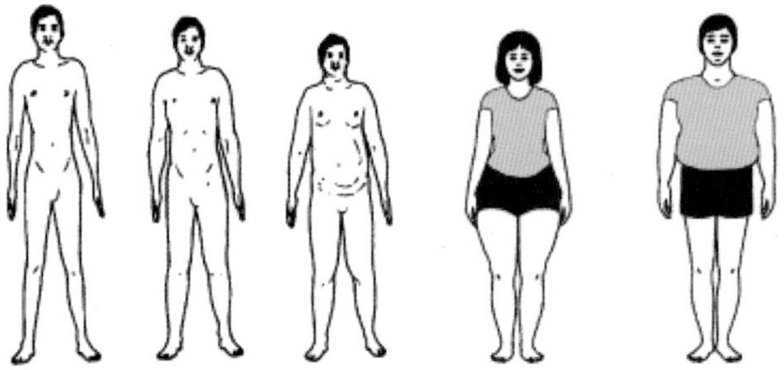

세 유형의 기본 체형(좌) 하체형 비만과 중심형 미만(우)

그러면 체중 70kg인 사람과 137kg인 사람이 비가 오지 않아 농사를 망쳐버려 식량이 부족한 대기근이 발생하여 굶기 시작했다고 하자. 누가 더 오래 살 것 같은가? 자동차에 비유해 보자.

연료통에 휘 발유 15kg을 실은 자동차와 휘발유 80kg을 실은 자동차 중 어느 게 더 오래 멀리 갈 수 있을까? 이에 대한 해답을 모르는 사람은 없을 것이다. 당연히 80kg을 실은 자동차다. 마찬가지로 체중 70kg인 사람은 3개월 정도를 살 수 있지만, 137kg인 사람은 1년 하고도 2개월, 즉 14개월을 살 수 있다. 굶기 시작한 지 1년이 지났다고 하자. 살아남은 자는 137kg 비만인 사람일 것이다.

최장기간 단식한 기록은 아마도 382일, 즉 1년 17일 것이다. 이 경우 단식이란 음식물을 먹지 않지만 소금과 물은 섭취하는 것을 말한다. 이 보고에 의하면 굶기 전 207kg이었는데 굶은 후 82kg으로 줄었다고 한다. 체지방이 125kg 감소한 것이다. 보통 사람이 단식한다고 하면 '단식투쟁(hunger strike)'을 연상하게 된다. 이중 가장 유명한 분은 아마도 마하트마 간디일 것이다. 감옥에서 죽기로 맹세하고 단식투쟁할 경우 대략 40~60일 정도에 사망하게 된다. 73일간 단식투쟁 후에도 죽지 않았다는 기록도 있다. 만일 체지방으로 100kg 이상을 저장하고 있다면 훨씬 더 오래 생존할 수 있다고 추정할 수 있다.

아프리카의 기아를 연상할 필요도 없다. 가까이 있는 북한도 1990년대 후반에 굶어 죽는 사람이 수도 없이 많았다. 과학문명이 최고도로 발달한 20세기이자 21세기라는 이 시대에도 굶어 죽는 사람들은 너무나 많다. 지금 이 시대, 우리나라는 잘 먹고 잘 살 수 있는 풍요로운 사회라고 하지만, 우리나라도 1970년대까지 굶는 사람이 너무나 많았다. 우리가 잘 먹고 잘 살기 시작한 것은 겨우 50년도 안 되는 것이다.

지금 살고 있는 우리는 굶기 경쟁에서 살아남은 최후의 승자들인 비만환자들의 후손이라고 할 수 있다. 우리는 하시라도 언제 닥칠지도 모르는 기아라는 재앙에 대비하여 할 수만 있다면 할 수 있는 만큼 비만해지려고 노력하고 있는 것이다. 그런데 잘 먹고 잘 살 수 있으며 살 찔 필요가 없는, 대기근이 일어나지 않는 이 시대에 살고 있음에도 불구하고, 우리의 무의식이나 잠재의식은 되도록 살찌게 하려고 안달일 것이다.

풍요로운 이 시대에 사는 사람들은 대기근을 걱정할 필요가 없음에도 불구하고 살 찐 사람들이 너무 많다. 과체중이라거나 비만, 심하게는 비만환자라고 불리는 사람들이 너무 많은 것이다.

가뭄, 홍수, 화재, 지진, 전쟁 등 환경재앙이 수시로 발생할 경우 과체중 비만 또는 비만환자가 생존경쟁에 더 유리할 것이다. 하지만 환경재앙을 걱정할 필요가 없는 이 풍요롭고 평화로운 시대에 살고 있는 우리는 비상시에 대비하여 지방을 필요 이상으로 쌓아두고 살 필요는 없다.

자동차에 비유하면 휘발유 15kg만 싣고 달려도 곳곳에 주유소가 널려 있으므로 달리는데 전혀 지장이 없다. 굳이 80kg을 싣고 달릴 필요가 있겠는가 하는 문제이다.

3장

살은 왜 찔까?

독을 없애려고 살이 찐다

살이 찌는 이유는 탄수화물 때문이다. 더 정확하게 말한다면 탄수화물을 몸에서 필요로 하는 양 이상으로 더 많이 먹기 때문이다. 여기에서 '살'이라 함은 지방을 말한다. '살'이란 몸에 지방이 쌓인 결과다. 비만이란 몸에 불필요한 지방이 많다는 말이다.

탄수화물은 몸에 독(毒)이 되기 때문에 몸에 들어오는 즉시 독이 아닌 물질로 바꾸어야 한다. 이 물질이 바로 '지방'이다. 그래서 탄수화물을 지방으로 바꾸어 저장하게 된다. 그러므로 탄수화물은 곧 지방이라 할 수 있다.

탄수화물을 먹으면 몸 안에서 체지방으로 바뀌며, 이 체지방은 신체활동에 필요한 에너지로 사용된다. 탄수화물이 직접 신체활동에 필요한 에너지로 사용되지 않는다는 점을 알 수 있다. 탄수화물이 체지방으로 바뀐 만큼 신체활동으로 체지방이 사라지면 과체중이나 비만은 없어질 것이다. 체지방이 쌓이지 않을 것이기 때문이다.

탄수화물 섭취량이 많아지면 체지방도 많아진다. 사용하고 남은 체지방이 쌓여서 과체중이나 비만이 된다는 얘기다.

다시 강조하여 말하는데, 정확히는 탄수화물 그 자체 때문이 아니고, 몸에 필요한 양 이상으로 탄수화물을 과다섭취하기 때문에 과체중이나 비만이 되는 것이다.

결국 살이 찌면서 과체중에서 비만이 되는 이유는 탄수화물 때문이다. 탄수화물을 먹지 않는 것은 단식하는 것과 같다. 따라서 비만에서 과체중, 그리고 표준체중으로 가기 위해서는 탄수화물을 먹지 말아야 한다. 지방 때문에 살이 찐다는 것은 잘못된 생각이다. 지방은 비만의 주범이 아니기 때문이다. 이유는 지극히 간단하다. 지방을 먹어도 비만호르몬인 인슐린이 나오지 않기 때문이다.

탄수화물은 독이기 때문에 엄격하고도 섬세하게 그 양을 조절하지 않으면 안 된다. 그래서 우리 몸은 어떤 상황에서든 핏속의 탄수화물 함량을 4~6g정도로 조절하는 것이다. 탄수화물이 독이라고 했지만, 몸에 필요한 것도 사실이다. 만일 4g에서 3g으로 떨어지면 저혈당이 와서 갑자기 허기지고, 힘이 빠지며, 때로는 식은땀이 나기도 한다. 이때는 무엇이든 먹어야 한다는 것 외에 다른 아무런 생각이 나지 않는 일이 발생할 수도 있다. 1g이 줄기만 해도 이런 일이 발생하는 것이다. 만일 4g에서 1.5g이 적은 2.5g으로 줄어들면 실신할 수도 있고, 심하면 죽을 수도 있다. 이렇게 탄수화물은 우리 몸에 독이기도 하지만 반드시 필요하기 때문에 무서우리만치 섬뜩할 정도로 엄격하고도 엄격하게 조절된다.

우리가 식사할 때 먹는 탄수화물의 양이 너무 많아서 위험하기 때문에 우리 몸은 일단 탄수화물을 지방으로 바꾸어 저장한 다음 몸에 필요한 양만큼 만들어 공급하는 것이다. 피에 들어 있는 탄수화물은 항상 4~6g정도의 수준을 유지해야 하고, 이보다 조금 많거나 적어도 문제가 되기 때문에 필요한 양만큼 스스로 만들어 공급하는 것이 안전하다. 인간은 이러한 방식으로 진화했다.

살이 찌는 건 탄수화물 때문이다

그러면 우리 몸은 무엇으로 탄수화물을 만드는가? 우선 지방으로 탄수화물을 만들고, 몸에 쌓여있는 지방이 다 떨어져 없으면 비로소 단백질로부터 탄수화물을 만든다. 그러니까 탄수화물은 지방이란 원료로 만들어진다. 그러므로 지방은 탄수화물이며, 단백질도 탄수화물이라고 할 수 있는 것이다.

먹는 탄수화물을 그대로 지방으로 바꾸어 저장하므로 우리 몸은 탄수화물을 원료로 지방을 제조하고 저장하는 공장이자 창고로 비유할 수 있다. 아침 식사를 시작으로 지방 제조공장은 저녁 식사 후 밤 11~12시까지 계속 가동된다. 그러다 밤 11~12시경 탄수화물이 떨어지면 비로소 저장한 지방으로부터 몸에 필요한 만큼만 탄수화물을 제조하여 공급한다. 탄수화물이 필요하기는 하지만, 독은 독이므로 꼭 필요한 만큼만 제조하는 것이다. 이 때문에 아침 식사 직전까지 저장한 지방이 탄수화물로 바뀌는 시간이 된다. 즉 잠자는 시간이 살 빠지는 시간이 되는 것이다.

그래서 아침 6시에 식사를 하고, 점심 식사, 그리고 오후 6시에 저녁 식사를 할 경우 살찌는 시간은 하루 24시간 중 18시간이 되며, 살 빠지는 시간은 6시간이 된다. 만약 아침 식사를 거르고, 점심 및 저녁에만 식사한다면 살찌는 시간은 12시간, 살 빠지는 12시간으로 균형을 이룰 것이고, 살이 찌지도 빠지지도 않으면서 체중을 유지하는데 큰 도움이 될 수 있을 것이다.

과체중이나 비만은 단순히 살이 쪘기 때문에 문제가 되는 건 아니다. 과체중이나 비만이라도 좀 힘들어서 그렇지 아무런 지장 없이 일상생활을 할 수 있다. 사는데 문제가 되는 건 아니다. 살이 쪄서 사람들의 시선이 좀 따가울 뿐이지 매일 매일을 사는데 지장은 없다.

그런데 과체중이나 비만이 만병의 근원이라는 것을 알면 얘기가 달라진다. 우리나라나 미국 등에는 질병을 전담하는 국가기관이 있다. 대표적으로 질병관리본부*를 두고 있는데, 홈페이지에 들어가서 살펴보면 과체중이나 비만이 무슨 문제를 일으키는지 자세히 안내하고 있다.

과체중이나 비만이면 심장병 등 동맥경화, 성인 당뇨병, 각종 암, 고혈압, 간질환, 쓸개질환, 호흡기질환, 뼈 관절 질환 등 관절염,

* 우리나라는 www.cdc.go.kr, 미국은 www.cdc.gov이다. cdc란 질병관리본부(Centers For Disease Control and Prevention)를 의미한다.

생리불순, 불임, 성욕저하 등 수많은 질병의 안내자라고 친절하게 설명하고 있다. 그리고 이들 질병 때문에 대다수 사람들이 죽는다. 즉 과체중이나 비만 때문에 죽는다고 할 수도 있는 것이다.

아주 검소한 '건강한 식사'인 하루 1,800칼로리 식단을 고수한다고 하더라도 탄수화물 249g, 단백질 82g, 지방 53g이며, 탄수화물은 전부 지방으로 바뀌어 저장되는데, 지방으로 100g, 단백질이 지방으로 변하면 지방 30g이므로 지방으로만 따지면 180g 정도가 된다. 하루 종일 굶었을 경우 사용하는 지방이 180g정도이므로 체중이 더 늘어나지는 않을 것이다. 하지만 한국인의 하루 평균 섭취량은 남자의 경우 2,500칼로리, 여자는 2,000칼로리로 하루 1,800칼로리로 하루를 보내는 사람은 거의 없으며, 전혀 없다고 해도 과언이 아니다.

만약 탄수화물을 먹지 않는다면 어떻게 될까 생각해보자. 아침, 점심, 저녁 식사 하루에 3번, 매번 식사할 때마다 탄수화물은 전혀 들어있지 않은 지방과 단백질로만 된 삼겹살을 기름에 튀겨 200g이 되었건 300g이 되었건 500g이 되었건 마음껏 먹고 싶은 대로 참기름에 소금을 넣은 양념에 찍어 먹었다면 어떻게 될까. 살이 찔까? 빠질까?

답은 간단하고 또 간단하다. 탄수화물을 먹지 않았기 때문에 이 사람은 아무리 많이 먹었어도 몸이 먹었다고 여기지 않는다. 즉 단식하고 있다고, 굶고 있다고 생각한다. 그러므로 저장된 지방에서 180g을 사용하면서 탄수화물을 만든다. 몸에 필요한 탄수화물을 만들기 위해서 지방을 사용하는 것이다. 지방을 분해하면서 탄수화물을 만든다.

그러면 삼겹살로 먹은 지방은 몸에 저장되어 살이 될까? **저장되지 않고 몸 밖으로 그냥 나와 버리기 때문**에 살로 저장되지 않는다. 오히려 매일 180g이 빠진다. 1주일이면 1.2kg, 2주일이면 2.5kg, 3주일이면 4kg이 빠지며, 4주인 한 달 만에 5kg이 빠진다. 단백질이나 지방'만'을 먹는다면 '아무리 많이 먹어도' 살찌지 않는다. 즉 과체중이나 비만을 일으키지 않는다. 이 말이 믿어지지 않는가.

하지만 단백질이나 지방을 먹지 않고, 탄수화물만 먹을 경우 '몸에서 필요로 하는 양' 이상으로 먹으면, 즉 과식하면 살찐다. 여기에서 '몸에서 필요로 하는 탄수화물의 양'은 섭취한 탄수화물이 몸 안에서 체지방으로 바뀔 때 바뀐 체지방이 신체 활동으로 모두 소진되는 탄수화물의 양을 말한다.

만일 지방이나 단백질을 함께 먹는다면, 지방은 지방이고, 단백질은 지방으로 바뀔 것이므로 탄수화물 섭취량은 지방이나 단백질 섭취량만큼 줄여야 한다. '술배' 따로 있다면서 습관대로 탄수화물을 평소처럼 그대로 먹고, 여기에 술과 고기 또는 생선을 곁들인다면 엄청나게 과식하는 결과를 초래할 것이다.

살찌는 이유는 탄수화물을 많이 먹기 때문이다. 탄수화물과 함께 지방과 단백질을 먹으면 이미 과식이고 너무 많이 먹은 것이다. 왜 살이 찌는지 간단히 말하면, '많이 먹으니까' 살찌는 것이라고 할 수 있다.

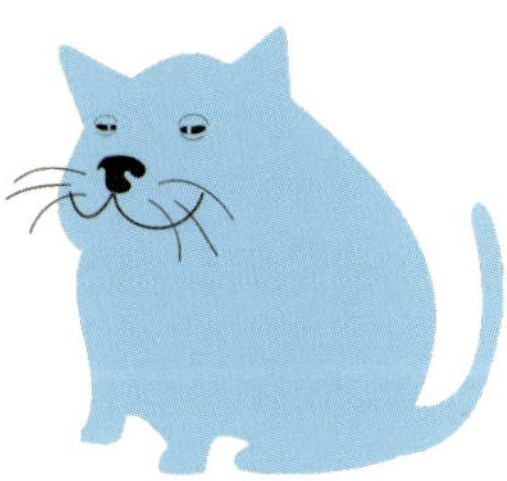

4장

탄수화물이 들어있는 먹거리

탄수화물의 달콤한 이름들

탄수화물 중독을 일으키는 것은 당연히 탄수화물이다. 탄수화물의 다른 이름은 '당, 당분, 당질, 당류, 단당류, 다당류, 시럽 등이다. 탄수화물이라고 하면 흔히 설탕을 연상하는데, '당(糖)'이란 한자 뜻 자체가 설탕이다. 탄수화물은 당, 당부, 당질이라 할 때 '달다'는 의미가 내포되어 있는 것이다.

탄수화물이 들어 있는 대표적인 먹거리는 바로 쌀밥이다. 우리의 주식이라고 하지만, 지금은 식생활 패턴이 많이 바뀌어 예전보다 먹는 양이 줄었다. 대신 피자, 빵, 샌드위치, 카스테라 등이 쌀밥의 자리를 차지했다. 그런데 쌀밥이든 김밥이든 쌀떡이든 찰떡이든 피자든 빵이든 카스테라든 관계없이 모두가 탄수화물이다. 건강을 생각해 먹는 현미밥도 탄수화물이다. 현미밥은 탄수화물이 아니라고 하지 마라.

쌀을 수확하면 껍질, 즉 왕겨를 벗겨낸다. 그러면 표면이 딱딱한 현미가 된다. 현미에서 딱딱한 표면, 즉 쌀겨를 제거하는 것을 '도정'이라 한다. 쌀겨를 절반정도 제거하면 '5분도 미', 70% 정도 제거하면 '7분도 미'라고 한다. 완전히 제거하면 흰쌀, 즉 백미(白米)가 된다. 현미나 흰쌀이나 탄수화물, 지방, 단백질의 함량은 큰 차이가 없다. 대부분 탄수화물이다.

흰쌀로 만든 밥은 부드러워 먹기 편하지만, 현미는 딱딱하고 껄끄러워 목에서 넘어갈 때 느낌이 별로다. 어차피 80%가 탄수화물인 건 마찬가지인데 굳이 현미를 먹으면 좋다는 이유는 근거가 없다.

우리가 흔히 마시는 커피믹스는 어떨까? 커피믹스 한 봉에는 탄수화물이 9g 들어있다. 하루에 필요한 탄수화물 양이 20g* 이니까, 하루에 2잔 이상을 마시면 탄수화물에 중독될 수도 있다.

라면, 카레라이스, 짜장면, 우동, 칼국수 등 밀가루를 이용하여 만든 모든 요리, 옥수수나 감자로 만든 요리, 감자떡이든 매밀 떡이든 이름 불문하고 모두 탄수화물의 다른 이름들이다. 수박, 사과, 배, 참외, 바나나, 자몽, 오렌지, 감귤, 복숭아, 포도, 딸기도 탄수화물이다. 비스킷, 감자칩, 크래커 등 과자류, 머핀, 아침에 식사대용으로 먹는 팬케이크, 시리얼도 탄수화물이다.

이뿐만이 아니다. 핫도그, 샌드위치, 우유, 요구르트, 케이크, 도넛, 쿠키, 아이스크림도 탄수화물이다. 꿀, 설탕도 탄수화물 덩어리다.

* 피의 탄수화물 함량을 4~6g으로 유지해야 하는데, 9g이 들어오면 이미 초과된다. 따라서 9g은 들어오는 즉시 지방으로 바꾸어 저장할 수밖에 없다. 따라서 별 생각 없이 커피 마시는 것만 생각해서 커피믹스 두 봉을 마신다면 그 순간 몸에 필요한 탄수화물보다 더 많이 섭취한다고 할 수도 있는 것이다.

흑설탕이든 백설탕이든 가릴 필요조차 없다. 사과주스, 레몬주스, 오렌지주스 당근주스 등 각종 주스류는 탄수화물이다. 당근, 오이, 가지, 양파, 고추, 호박 등도 탄수화물이다.

적어놓고 보니 탄수화물 아닌 먹거리가 없다. 정말 그렇다. 탄수화물이 너무나 널려 있는 것이다. 시대가 우리를 '탄수화물 중독 환자'로 만들고 있는 것이다. 거리에 나가보면 살찐 사람이 많아서 오히려 살찐 사람이 '정상'으로 보일 정도이다.

시판되는 커피믹스에 표시되어 있는 내용을 보면 탄수화물 9g이 '1일 영양성분 기준치에 대하여 3%'라고 적혀있다. 즉 매일 먹어야 하는 탄수화물 기준량이 300g이라는 것을 알려주고 있다. 이대로 따른다면 전혀 먹을 필요 없는 탄수화물을 300g이나 먹고 있다는 얘기가 된다.

탄수화물이 밥, 빵 등 수많은 이름으로 다르게 불리고 있다는 게 놀랍지 않은가. 바꾸어 말하면 아무리 탄수화물을 먹지 않으려 해도 300g 먹는 건 기본이라는 것이다. 이게 바로 이 시대가 요구하는 탄수화물의 자화상이다. 이 시대가 그렇기 때문에 살이 찐 것이지, 어느 한 개인이 너무 많이 먹어서, 즉 잘못 먹어서 살찐 건 아니라는 것이다. 바로 시대가 살찐 사람으로 만들고 있다는 얘기다.

우리는 이러한 시대에 저항해야 하는 삶을 살아야 한다. 필자가 20년 전인 1997년 『김양원 박사식 황제 다이어트』를 발간했을 때보다도 20년이 지난 지금 훨씬 더 시대적으로 상황이 악화되었다. 우리는 더 잘 살고 있으며, 더 잘 먹고 있고, 더 풍요로운 시대에 살고 있다. 그래서 더욱 더 살기가 힘들다. 이런 시대적 상황에 저항하기 위해서 다시 개정하여 출간하는 이유이기도 하다.

탄수화물의 진짜 정체!

탄수화물은 식물이 엽록체로 광합성을 하여 만드는 화학물질의 일종이다. '광합성해서 만들었다'는 말은 태양의 빛에너지를 화학물질인 탄수화물에 붙였다는 것이다. 식물의 엽록소는 공기 중에 들어있는 이산화탄소에 빛에너지를 넣어 탄수화물을 만든다. 동물은 호흡을 통해 산소를 몸 안으로 끌어들여 사용하고, 대신 노폐물인 이산화탄소를 내품는다. 울창한 숲이나 산에 가면 시원한 느낌이 들고, 들이쉬는 공기가 맑음을 알 수 있는데, 이것은 식물이 광합성을 하면서 사람으로 치면 쓸모없는 노폐물인 이산화탄소를 이용하여 빛에너지를 붙여 탄수화물을 만들고 대신 산소를 공기에 내놓기 때문이다.

이 세상의 모든 먹거리는 바로 식물의 엽록소가 빛에너지를 이산화탄소에 붙여 만든 탄수화물이 기원이다. 물과 이산화탄소가 엽록소에 들어가고, 태양이 빛을 쪼여주면 포도당과 산소가 나오게 된다. 그리고 포도당은 녹말로 변할 수 있다. 즉 포도당과 녹말이 탄수화물이라는 것이다.

포도당은 식물이 처음 만들어낸 탄수화물이다. 사람을 포함한 동물은 녹말이란 탄수화물을 먹고 소화하면서 포도당으로 바꾸어 피 속으로 들어오게 한다. 즉 먹어도 소화되어 포도당으로 바꾸어지지 않으면 그냥 변으로 배출되므로 영양가가 없는 것이다.

실제로 포도당이 피에 들어 있으면 한자로 피를 의미하는 '혈(血)'에 포도당(葡萄糖)의 '당(糖)'을 붙여 '혈당(血糖)'이라고 한다. 그래서 혈당도 탄수화물이 된다. 당이 들어가는 이름으로 당질(糖質)이라는 것도 있는데, 이도 역시 탄수화물의 다른 이름에 불과하다.

포도당뿐만 아니라 과당, 갈락토오스 등은 또 단당류라 불리는 탄수화물이다. 포도당은 과일과 채소, 꿀에 많이 들어있다. 과당은 과일과 채소에 들어있다. 특히 시럽이라 해서 옥수수를 이용해 만든 과당은 상당히 달아서 음료수에 많이 들어간다.

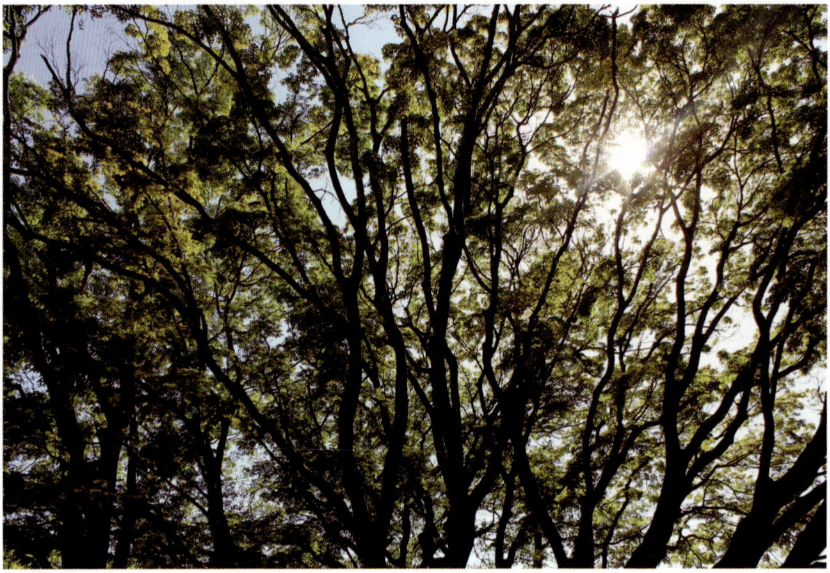

광합성
식물의 광합성으로 탄수화물과 단백질, 그리고 지방이 만들어진다. 식물이 만드는 최초의 탄수화물이 포도당이다. 그리고 포도당의 이름은 수없이 많다.

과당이 들어가지 않은 음료수는 없다고 할 수 있을 정도다. 갈락토오스는 우유 등 유제품에 들어있는 탄수화물의 성분이다.

맥아당이라는 이름의 탄수화물도 있는데, 식혜에 들어 있으며 그 맛이 독특하다. 설탕도 탄수화물이다.

포도당에서 '포도'를 빼고 그냥 '당(糖)'만 붙어 피를 의미하는 혈(血)과 함께 '혈당(血糖)'이라 한다고 했다. 이때 당(糖)이란 한자의 의미는 설탕을 의미하며, '설탕 당'이라 읽는다. 그만큼 설탕은 탄수화물을 대표하는 이름 중 하나다. 우유 등 유제품에 들어있는 유당도 탄수화물인데, 젖에 들어있다 해서 '젖당'이라고도 한다.

올리고당이란 이름의 탄수화물도 있다. 요즘은 '기능성 식품'이라는 이름으로 장기능 개선, 면역력 증강 등 아름다운 이름으로 포장되면서 각광 받는 것 중 하나인 올리고당이란 이름도 탄수화물에 속한다. 올리고당은 몸에서 소화·흡수되지 않으므로 그냥 대장으로 들어가 변으로 배출된다. 하지만 사람의 대장에는 대장균이 엄청 많으며, 이 대장균은 올리고당을 자신들의 먹거리로 사용할 수 있다.

비피더스균이라는 말을 많이 들었을 것이다. 대장균의 일종인데, 우리 몸에 이로운 작용을 하는 대장균이라고 한다. 이 비피더스란 대장균은 올리고당을 먹고 살기 때문에 비피더스가 많으면 많을수록 몸에 좋은 효과가 있다고 알려져 있다. 실제로 그런지는 알 수 없지만 변비와 콜레스테롤이 줄어들며, 혈당도 조절되고, 무슨 항암효과가 있다고 하니 너도 나도 사먹는 게 이 시대의 추세인 것 같다. 이름도 그럴듯하지 않은가. '기능성 식품'이란 말 자체가 무슨 기능을 하는 식품인 것 같은 느낌을 주니 말이다.

녹말도 탄수화물이라 했는데, 보통 전분이라는 이름으로 불린다. 식물이 광합성으로 만든 포도당을 저장하기 위해 만드는 탄수화물이다.

전분 또는 녹말을 탄수화물의 대표라 할 수도 있겠다.

글리코겐이란 이름의 탄수화물도 있다. 식물이 포도당을 저장하기 위해 만드는 탄수화물이 녹말이라면, 사람을 포함한 동물이 포도당을 저장하기 위해 만드는 탄수화물이 글리코겐이다. 글리코겐은 간에 저장되며, 사람의 몸은 100g 정도를 저장한다. 이 저장 탄수화물은 항상 사용되어 없어지고, 부족하면 항상 만들어 저장된다. 즉 없어지는 만큼 만들어 놓으므로 항상 100g 정도가 일정하게 유지되어 저장된다.

마지막으로 많이 보고 들어서 익숙할 것으로 여겨지는데, 식이섬유라 불리는 탄수화물이 있다. 식이섬유는 물에 녹는 식이섬유가 있고, 물에 녹지 않는 식이섬유가 있다. 물에 녹는 식이섬유를 '수용성 식이섬유'라 하고, 물에 녹지 않는 식이섬유를 '불용성 식이섬유'라 한다. 수용성 식이섬유에는 펙틴과 글루칸이란 탄수화물이 있고, 불용성 식이섬유에는 셀룰로오스와 리그닌이란 이름의 탄수화물이 있다.

식이섬유는 앞의 올리고당처럼 사람이 소화해서 포도당으로 분해할 수 없기 때문에 영양분으로 흡수할 수 없다. 모두 변으로 배출된다. 즉 사람에게는 전혀 영양가 없는 탄수화물이다. 물에 녹는 수용성이든 물에 녹지 않는 불용성이든 모두 영양가 없는 탄수화물이다.

어떤 탄수화물이든 먹어서 소화·흡수된다면 화장실에 갈 일이 없을 것이다. 즉 변은 소화되지 않은 상태로 나오는 식이섬유라고 할 수 있다. 밀, 쌀, 보리, 사과, 딸기 등 각종 과일과 과채류, 버섯, 미역 등 해조류 등 녹말이 들어있는 식물이나 그 종자에 모두 들어있다. 특히, 쌀과 보리, 밀, 밀가루, 사과 등 대부분 껍질에 많이 들어있다.

이렇게 다양하게 불리는 것이 바로 탄수화물의 진짜 얼굴이다.

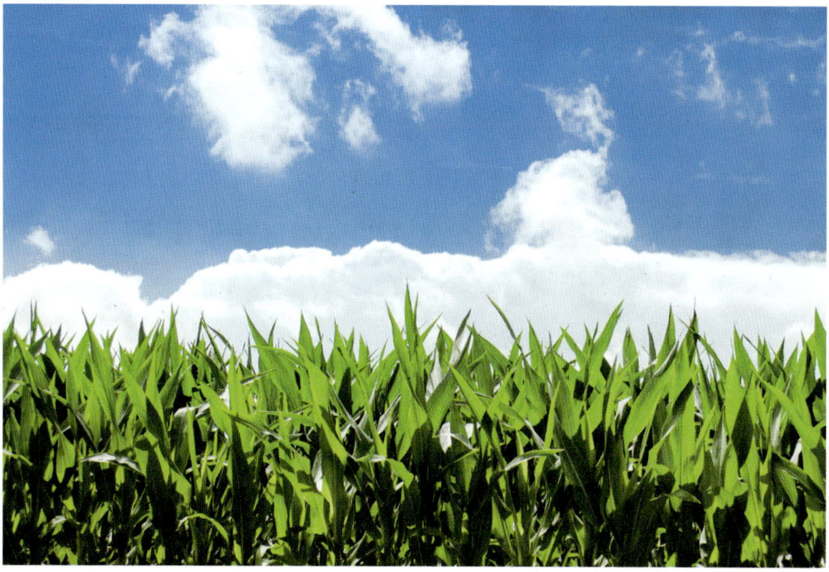

옥수수 밭
농사를 짓는다는 것은 광합성으로 녹말을 얻기 위한 것이라고도 할 수 있다.

탄수화물은 어디서 와서 어디로 가는가

탄수화물이 과학적 물씬 풍기는 포도당, 식이섬유 등으로 불린다는 것은 이미 살펴보았다. 그러면 다시 한 번 탄수화물이 어떤 다른 이름으로 불리는지 조금만 더 살펴보자.

지구에서 탄수화물은 식물이 광합성이란 과정을 거쳐 태양의 빛에너지를 이용해서 만든 것이다. 그래서 이 세상에 존재하는 탄수화물은 전부 식물이 만든 것이다. 생각나는 대로만 열거해도 온통 탄수화물 투성이다.

먼저 나무 붙은 것으로 소나무, 잣나무는 먹을 수 없는 것처럼 보이지만, 송화가루와 잣은 먹거리가 된다. 감귤나무, 사과나무, 복숭아나무 등에서 나오는 감귤, 사과, 복숭아는 우리에게 좋은 먹거리다. 그래서 일부러 재배하는 것이다. 하지만 감귤이든 복숭아든 탄수화물이 풍부하게 들어있다. 즉 탄수화물이다.

작물로 대표되는 것으로 우선 곡물이 사람이 먹는 대표적인 먹거리다. 쌀은 미곡이라 하고, 보리, 밀, 호밀, 귀리 등은 맥류라 한다. 옥수수, 메밀 등은 잡곡이라 한다. 두류는 각종 콩을 의미한다. 곡물은 주로 녹말로 되어 있다. 지역에 따라 우리나라를 포함한 아시아는 쌀을 주로 먹고, 서양은 밀, 라틴아메리카는 옥수수를 주식으로 먹는다.

작물의 용도에 따른 이름도 다양하다. 동물사료로 이용하는 작물은 사료작물, 사람이 먹기 위해 재배하는 작물은 식용작물, 유채나 콩 등 기름을 뽑기 위해 재배하는 작물은 유료작물이라 하는데, 모두 탄수화물의 다른 이름들이다. 수박, 딸기, 참외 등은 채소류에서 나오는 과일이라 해서 과채류라 하는데, 이들 모두 탄수화물의 다른 이름이다.

식물을 구성하는 물질 자체가 탄수화물이다. 이 말은 식물이 곧 탄수화물이라는 것이다. 독이 들어있어 먹을 수 없는 식물이든, 먹을 수 있는 식물이든 관계없이 모두가 탄수화물이다. 탄수화물의 다른 이름 숫자는 이 세상에 존재하는 모든 식물의 이름 숫자와 같다고도 볼 수 있다. 산에 있든 호수에 있든 바다에 있든 존재하는 모든 식물은 탄수화물이라는 것이다.

탄수화물은 사람에게 독이지만, 필요한 독이다. 아니, 없어서는 안 되는 독이다. 하지만 제대로 먹으면 약이 되고, 잘못 먹으면 독이 된다. 식물은 공기에 있는 이산화탄소에 빛에너지를 붙여 탄수화물을 만든다고 했다. 이산화탄소는 산소 분자 2개에 탄소 1개가 결합한 것이다. 식물은 여기에서 이산화탄소에 빛에너지인 수소를 붙이고 산소를 떼어내 탄수화물을 만든다.

결국 탄수화물이란 탄소에 수소(水), 즉 물을 붙였다는 것이다.** 즉 이산화탄소에서 산소를 떼어내고 물을 붙인 것이 탄수화물, 탄소와 물로 된 것이라 해서 탄수화물(炭水化物)이라 하는 것이다. 탄소에 빛에너지가 들어간 것이다.

산소 역시 꼭 필요하지만 독이 될 수도 있다. 요즘은 뭐 '활성산소'라 해서 몸에 해로운 줄 안다. 그래서 활성산소를 줄이는 다이어트라 하여

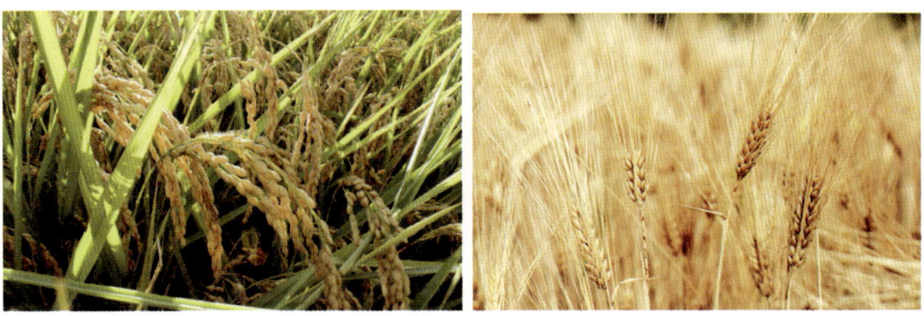

벼(좌)와 밀(우)

벼의 열매인 쌀은 우리의 주식이고, 밀은 서양의 주식이다.

* 식물: 이산화탄소(CO_2)+물(H_2O)→탄수화물(CH_2O-포도당)+산소(O_2)
동물: 탄수화물(CH_2O-포도당)+산소(O_2)→이산화탄소(CO_2)+물(H_2O)

‘유산소 다이어트’도 있는 줄 안다.

식물은 이산화탄소에 물을 붙여 탄수화물을 만드는 중에 산소를 만들고, 사람은 탄수화물을 먹어 산소를 이용하여 이산화탄소와 물을 만드는 것이다. 우리가 숨 쉬는 것은 산소를 마시기 위해서다. 이렇게 산소가 꼭 필요하지만 산소가 독이 될 수도 있는 것이다. 마찬가지로 탄수화물이 우리 몸에 꼭 필요한 것이긴 하지만 독이 될 수도 있다.

탄수화물은 우리 몸 안에 저장할 수 없다. 저장하려면 반드시 지방으로 바꾸어 저장해야 한다. 왜냐하면 탄수화물은 독(毒)이기 때문이다. 필요하기는 하지만 독이다. 그래서 지방으로 바꾸어 저장한 다음 필요한 만큼 스스로 만들어 사용하는 것이 제일 좋다.

사는데 어느 한 순간도 없어서는 안 될 산소는 지속적인 호흡을 통해 몸 안으로 들어오게 하지 않으면 안 된다. 우리는 산소를 몸 안에 저장할 수가 없기 때문이다. 만일 우리가 산소를 몸 안 어딘가에 저장할 수 있다면 물속에서 오래 오래 견딜 수 있을 것이다. 바다에 사는 고래는 좀 특이한 방법으로 산소를 저장하여 오랫동안 물에 있어도 견디는 방식으로 진화했다. 하지만 사람은 물에 들어가면 단 몇 분도 견디지 못한다. 산소를 저장할 수 없을 뿐 아니라 산소를 만들어낼 수도 없기 때문이다. 그래서 우리는 익사(溺死)라는 말을 쓴다. 물에 빠지면 죽는다는 말이 익사다.

하지만 탄수화물은 산소와 다르다. 사람은 얼마든지 필요로 하는 만큼 탄수화물을 스스로 만들 수 있다. 먹지 않으면 스스로 만드는 능력이 있다. 이 탄수화물은 지방이라는 모습과 체지방이란 이름으로 몸 안에 저장되어 있다. 이 체지방을 이용해 탄수화물을 먹지 않아도 얼마든지 만들어낼 수 있는 것이다. 그리고 바로 이 점이 산소와 다른 점이다. 산소는 한 순간이라도 호흡이 정지하면 죽지만, 탄수화물은 없어도 스스로 만들기 때문에 전혀 문제가 없다는 것이다. 없으면 만들어 쓰는 게 탄수화물이다.

탄수화물 먹지 않는다고 걱정할 건 전혀 없다. 아침 식사 하지 않는다고 걱정할 건 전혀 없다. 인간은 체지방으로 얼마든지 필요로 하는 만큼 스스로 만들 수 있기 때문이다.

5장

가공과 요리로 포장한 탄수화물

탄수화물은 탄수화물일 뿐

지구상에 존재하는 모든 식물 그 자체가 탄수화물이므로 탄수화물의 과학적 이름이 다양하다고 했지만, 이것들이 가공되어 우리 앞에 나타나면 몇 개 안된다고 할 수도 있다. 우리는 탄수화물을 이제 자연에서 나오는 그대로 섭취하는 게 아니라 가공해서 먹는다. 지구상에서 먹거리를 가공해서 먹는 것은 사람이 유일하다.

벼의 껍질을 벗기면 쌀이 되는데, 하얀 쌀을 하얗다 해서 백미, 검은 쌀을 검다 해서 흑미 등으로 부르고, 적당히 껍질을 벗기면, 즉 도정하면 현미가 나온다. 그냥 먹으면 생식이라 하고, 요리해서 먹으면 밥이 된다. 생식이 좋다 해서 생식을 권장하는 경우도 있는데, 생식으로 먹어도 먹는 것은 탄수화물이다. 불에 삶아서, 즉 익혀서 먹는 것을 화식이라 하는데, 이게 바로 우리가 먹는 쌀밥이다.

밥을 먹는 건 탄수화물을 먹는 것이다. 현미로 하면 현미밥이 된다. 그래서 쌀밥이라도 많은 이름으로 불리게 되는데, 결국은 탄수화물의 많은 이름이 되는 것이다.

이런 주장도 있다. 탄수화물은 '가공되었을 때 해롭고, 현미나 통밀과 같이 가공하지 않은 탄수화물은 괜찮아서 다이어트에 도움이 된다'는 것이다. 가공하지 않고 수확한 그대로의 상태를 통밀이라 한다. 도정을 거쳐, 즉 현미의 딱딱하고 거친 껍질을 제거한 흰쌀은 가공한 탄수화물이고, 현미는 가공하지 않은 탄수화물이므로 해롭지 않다는 근거 없는 이론을 내세워 '현미 다이어트'로 살을 빼야 한다고 주장하는 것이다.

이런 주장은 현미밥은 가공이 안 된 것이므로 소화하는 데 시간이 걸려 서서히 흡수되기 때문에 비만 호르몬인 인슐린 분비가 서서히 나오므로 비만이 되지 않는다는 근거 없는 이론을 바탕에 두고 있다. 반면에 흰쌀밥은 가공된 것이므로 바로 소화되어 급작스럽게 흡수되므로 비만 호르몬인 인슐린 분비가 갑작스럽게 이루어지므로 비만이 된다는 것이다. 하지만 탄수화물이 비만의 원인이라는 것을 안다면 가공하지 않은 탄수화물이든 가공한 탄수화물이든 전혀 관계가 없다는 걸 알 수 있다.

사과 등 과일을 그대로 먹으면 비만이 되지 않으나, 생과일을 가공한 사과주스 등 가공한 음료로 마시면 비만으로 된다는 것도 이와 비슷한 논리다. 그래서 맛있고 단 제철 과일을 듬뿍 먹어야 건강하다는 것이다. 그러나 가공을 거친 탄수화물이든 가공을 거치지 않은 탄수화물이든 분명히 탄수화물이다. 둘 다 소화 과정을 거쳐 포도당으로 바뀌어 흡수된다. 우리 몸이 가공된 탄수화물과 가공되지 않은 탄수화물을 구분하여 처리할까? 아니다. 해가 동쪽에서 뜨는 것처럼 명쾌하고 확실한 진리다. 아닌 것은 아닌 것이다. 우리 몸은 탄수화물이 들어있는 쌀이든 밀이든 과일이든 가공했는지 가공하지 안 했는지를 구분하지 못한다.

가공하지 않은 탄수화물

가공이란 이름을 싫어하는 것 중에 생식이라는 게 있다. 될 수 있는 한 생식으로 먹으면 좋다는 것이다. 예를 들면 현미로 지은 현미밥은 열을 가해서 익힌다. 즉 가공 과정이 들어가기 때문에 가공하지 않은 현미를 그대로 먹어야 한다는 것이다. 그래도 딱딱한 현미를 그대로 먹을 수는 없으므로 가루로 만들고, 물에 풀어서 먹는 것이다. 그런데 현미를 가루로 만드는 것은 가공이 아닌가?

수확한 쌀에서 왕겨라는 껍질만 벗겨낸 것이 현미다. 이 현미는 씨눈이 제거되지 않아서 싹이 틀수가 있으며, 싹이 튼 현미를 발아현미라 부른다. 현미를 먹든 발아현미를 먹든 탄수화물을 먹는다는 점에서는 변함이 없다. 발아현미가 현미보다 더 건강에 좋은 성분이 들어있다고 주장한다고 하더라도 결국 탄수화물, 지방, 단백질, 비타민, 미네랄 외에 영양소는 없다는 점을 기억해야 한다.

현미 생식처럼, 계절마다 달리 해서 나오는 각종 과일처럼 날 것으로 먹는 탄수화물은 해롭지 않고, 가공한 탄수화물은 해롭다는 것은 전혀 근거가 없는 억지 주장일 뿐이다. 다시 강조하건데, 우리 몸은 가공된 탄수화물인지, 가공되지 않은 탄수화물인지 구분하지 못한다. 둘 다 소화되는 포도당이라는, 탄수화물의 다른 이름으로 흡수될 뿐이다.

현미보리밥은 현미에 보리를 섞은 밥인데, 현미도 탄수화물이고, 보리도 탄수화물이다. 둘 다 가공정도가 덜한 것뿐인데, 현미보리밥이 영양도 풍부하며 암 예방에도 좋다면서 권하는 경우가 있다.

현미보리밥에 탄수화물이 대량 들어 있으므로 영양이 풍부하다는 점은 인정하겠는데, 암 예방에 좋다는 건 아무런 과학적 근거가 없는 말이다. 그럼에도 불구하고 '한방에 훅 가는' 표현임에는 틀림없어 보인다. 왜냐하면 암과 같은 질병이 사망원인 1위이기 때문이다.

이런 사탕발림과 같은 말에 현혹되기 보다는 정말 무엇이 만병의 근원인 비만, 당뇨병 등 성인병으로부터 자유롭게 하는지를 곰곰이 따져보아야 한다. 밀도 그렇고, 콩도 그렇듯이 모든 먹거리는 가공과 요리라는 과징을 거쳐 새로운 이름이 만들어지며, 모두 탄수화물의 변형된 이름일 뿐이다.

이제 가공되거나 요리된 탄수화물을 살펴보자. 쌀로 보면 쌀밥, 현미밥, 죽, 떡, 과자류인 쌀과자 등이 있다. 빵이나 면을 보면 식빵, 건포도빵, 머핀, 소면, 짜장면, 당면, 국수, 스파게티, 칼국수, 짬뽕 등이 있는데, 모두 탄수화물이다.

가루로 가공된 밀가루는 튀길 때 사용하기도 하고, 빵을 만드는 데 사용하기도 하고, 용도가 매우 다양한데 역시 탄수화물이다. 쌀가루도 있고, 찹쌀가루도 있으며, 도토리가루도 있다. 다 탄수화물이다.

감자, 고구마, 토란, 감자, 옥수수 같은 작물도 탄수화물이다. 감자튀김, 옥수수전분 등도 뭐, 당연히 탄수화물이다. 콩류, 즉 두류에도 탄수화물이 많이 들어있다. 완두콩, 대두, 팥, 그리고 콩가루, 모두 탄수화물이다. 콩으로 만드는 두부, 연두부, 콩비지에도 탄수화물이 상당량 들어있다.

상추, 신선초, 두릅, 쑥갓, 미나리, 샐러리, 죽순, 가지, 부추, 당근, 마늘, 배추, 파, 시금치, 콩나물, 고사리 등 각종 채소류에도 탄수화물이 들어있긴 하지만, 열매부분이 아닌 채소를 통째로 먹기 때문에 탄수화물이 적으므로 배불리 먹어도 괜찮은 탄수화물이다.

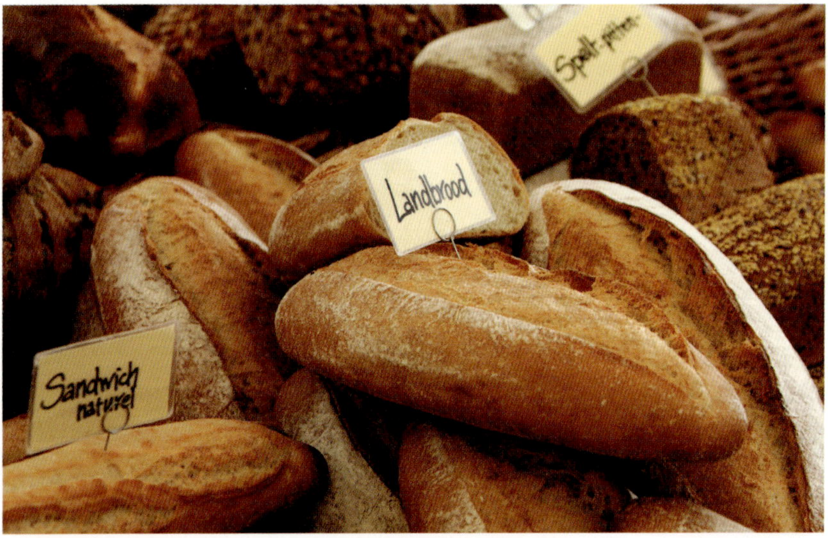

보기만 해도 먹고 싶은 이 빵들은 탄수화물이 아니다. 먹으면 몸 안에서 지방으로 바뀌는 ' 지방'이다.

과일도 예외가 아니다

딸기, 무화과, 밀감, 키위, 수박, 배, 파인애플, 바나나, 포도, 복숭아, 사과, 레몬 등 과일류는 식물 그 자체를 먹는 게 아니라 열매부분을 먹기 때문에 탄수화물이 풍부하게 들어있고, 맛도 좋다.

원래 과일은 지금 우리가 먹는 과일처럼 맛이 좋지는 않았다. 하지만 만물의 영장인 인간이 머리가 좋아서 그런지 꾸준히 개량해서 지금처럼 맛있는 과일이 된 것이다. 약 25만 년 전에 인간이 지구상에 출현했다면, 그 중 24만 년은 야생 그대로 채취하여 먹었다.

참외를 예를 들면, 야생 참외는(이게 원래 먹던 것이다) '개똥 참외'라 해서 별로 맛있지 않다. 그런데 농사짓기 시작한 1만 년 전부터 꾸준히 맛좋은 품종을 선택했다. 그러다 보니 지금과 같은 참외가 되었다. 그런데 과학이 급속도로 발달한 20세기와 지금의 21세기에는 아예 '육종(育種)'이라는 말처럼 종을 새로 만드는 식으로 혁명적으로 맛좋은 참외를 만들어냈다. 이런 현상을 아예 '녹색혁명'이라고 자랑스럽게 불렀다.

쌀, 보리, 밀, 옥수수 등 우리가 재배하여 먹는 모든 식물은 예외 없이 위의 참외와 같은 과정을 거쳐 오늘날과 같은 식물이 된 것이다. 원래 사람은 단 것, 맛있는 것에 익숙하지 않았다. 지금도 주식으로 먹는 밥이나 빵, 옥수수는 달지 않고 맛있지 않다. 그냥 맛이 없다고 하면 될까? 아니면 담백한 맛이라고 할까. 그러나 수박이나 사과 등 달거나 맛있거나 하는 것들은 주식이 아니다. 주식에 곁들여 먹는 것뿐이다. 그런데 먹다 보면 주식보다 곁들여 먹는 수박이나 사과 등으로 탄수화물을 더 먹게 되는 게 오늘날의 현실이다.

과자류 등 가공식품은 종류를 이루 헤아릴 수 없이 많다. 슈퍼마켓에 가보라. 대부분 탄수화물이라는 걸 알 수 있다. 조리퐁, 새우깡, 꽈배기, 포카칩 등 우리에게 너무나 익숙한 이름의 과자다. 그냥 사탕이라고 할까. 하지만 지금은 사탕이란 이름의 과자는 별로 없다.

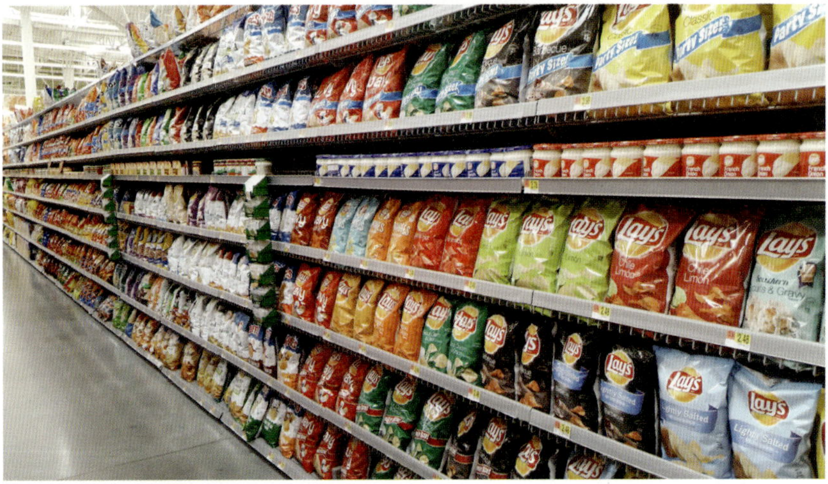

마트의 과자 진열대
진열된 과자 대부분이 탄수화물이다. 기름이 아니라고 안심할지 모르나 미안하게도 먹으면 지방으로 변해 살을 찌게 하는 것들이다.

선진국이라 하는 미국에 왜 비만환자나 과체중인 사람들이 많을까? 그들은 정부에서 권고하고, 권유하는 음식 피라미드 대로 먹고 있다. 즉 탄수화물 60%, 단백질 15%, 지방 25% 비율로 대부분의 영양분을 탄수화물로 먹고 있는데도 불구하고 갈수록 비만환자나 과체중인 사람은 늘어만 가고 있다. 이제는 오히려 과체중이 정상체중이고, 비만이 보통이며, 정상체중을 가진 사람이 오히려 적어지고 있지 않는가?

온갖 먹을 것이 탄수화물 덩어리이기 때문이다. 패스트푸드점에 가서 샌드위치와 콜라 등으로 점심 식사를 했다면 그 비율은 거의 정확하게 탄수화물 60%, 단백질 15%, 지방 25%의 비율이 된다.

이 비율로 아침 식사를 하면 반드시 점심 식사 전에 간식을 먹거나 주스를 마셔야 허기를 달랠 수 있다. 역시 이 비율로 점심 식사를 하면 저녁 식사 전에 반드시 간식을 먹거나 주스를 마셔야 허기를 면할 수 있다. 그러니 하루에 3끼 식사가 아니라 최소한 5끼 식사가 되는 것이다.

이 비율을 유지하면 많이 먹을 수밖에 없기 때문에 과체중이나 비만 환자들이 늘어나는 것이다. 결국 많이 먹는다는 얘기다.

왜 권장 피라미드 비율로 식사를 하면, 왜 간식을 먹지 않으면 안 될까? 탄수화물은 우선 먹는 양이 많다. 미국은 첨단과학의 선진국이기도 하지만 기본적으로 농산물 수출 대국으로 농업국가다. 우리가 주식으로 먹는 쌀 이외 거의 대부분을 미국에서 수입해 먹는다. 각종 과일류도 마찬가지긴 하지만, 특히 밀이나 콩은 미국산이라고 하면 대부분 맞다. 그들은 그 넓은 땅에서 생산되는 너무나 많은 농산물, 즉 탄수화물 덩어리를 처치할 길이 없다.

과잉 생산한 밀이나 감자, 옥수수를 그냥 버릴 수는 없다. 소비를 해야 한다. 그래서 탄수화물을 많이 먹어야 하는 음식 피라미드를 만들어 그대로 따르기만 하면 건강하게 살 수 있다고 하는지도 모른다. 미국의 음식 피라미드는 세계의 다른 나라에서 그대로 받아들였다. 우리나라도 받아들였다. 우리나라에서 권장하는 음식 피라미드는 미국의 음식 피라미드와 대동소이하다. 그에 따르면 가장 많이 먹어야 하는 것이 탄수화물이다.

과자나 빵, 주스나 콜라 등은 모두 탄수화물 덩어리다. 하지만 이것들이 모두 탄수화물인지 아닌지는 문제가 아니다. 아무 생각 없이 먹는 우리가 문제인 것이다.

이제는 건강을 생각하는 식생활이 절실하다.

6장

탄수화물은 지방이다

만병의 근원, 탄수화물

탄수화물은 '독'이다. 왜 독인가? 우리를 살찌게 만들기 때문이다. 단시 날렵하고 몸매 좋은 사람을 선호하는 현대사회의 외모지상주의 때문만이 아니다. 탄수화물이 '비만증'을 유발하기 때문이다. 비만증은 한 번 걸리면 그 사람이 죽을 때까지 아프고 힘들게 살아야 하며, 고통을 안고 살아야 하는 당뇨병, 고혈압, 동맥경화, 심장마비, 각종 암, 뇌졸중이라 불리는 중풍 등 수많은 병을 일으킨다.

우리는 흔히 스트레스가 만병의 근원이라고 말한다. 병에 걸리는 원인이 스트레스일까? 당뇨병, 고혈압, 암, 중풍, 통풍 등을 동반하는 비만증에 걸려 고생하는 것 자체가 스트레스 아닐까? 그리고 무엇보다도 무서운 것은 '돈 먹는 하마'인 이 질병들 때문에 생기는 경제적인 부담이 곧 스트레스가 아닐까? 결국 스트레스가 만병의 근원이라고 하지만, 사실은 만병 그 자체가 스트레스인 것이다. 비만은 질병이다. '비만증'이라는 말 그 자체가 곧 '질병'이라는 말이다.

탄수화물이란 독으로 중독되지 않으면 안 되는 상황으로 우리를 몰고 가는 이 시대 건강의 적이다. 탄수화물이란 독은 결국은 각종 질병에 걸려 죽음에 이르게 하므로 저승사자보다 더 무서운 존재일 수 있다. 우리가 모르고 있을 뿐이다.

비만증의 주범은 탄수화물

우리는 탄수화물을 먹으며 '지방은 먹지 않으니까 괜찮아'라며 안심한다. 그러나 절대 그렇지 않다. 탄수화물이 몸속으로 들어가면 즉시 지방으로 변한다. 즉 탄수화물이 곧 지방이다. 설탕, 주스, 잼, 시리얼, 밀가루, 빵, 카스테라, 보리밥, 밀밥, 쌀밥, 각종 과일 등 상이한 이름으로 불리는 모든 것들이 바로 탄수화물이고, 이것들이 모두 지방이다.

그러면 지방은? 지방은 지방이다. 우리 몸 안에서 지방이 탄수화물로 변할 수 있다. 그러므로 지방은 지방이고, 지방은 탄수화물이다. 또 탄수화물은 지방이다.

단백질은? 단백질은 지방이고, 탄수화물이다. 단백질이 몸 안으로 들어가면 지방도 되고 탄수화물도 되기 때문이다. 단백질은 탄수화물로 될 수 있고, 지방도 될 수 있다.

우리는 탄수화물, 지방, 단백질을 '3대 영양소'라고 한다. 여기에 비타민과 철분 등 무기염류를 포함하면 흔히 알고 있는 '5대 영양소'가 된다. 그런데 비타민이나 무기염류는 서로 교환되지 않는다. 즉 비타민 A가 비타민 B로 변하거나, 철분이 칼슘으로 변하지 않는다. 그러므로 비타민이나 무기염류는 걱정할 것이 없다. 그냥 음식에서 자연스럽게 섭취하는 영양소일 뿐이다.

하지만 3대 영양소인 탄수화물, 지방, 단백질은 우리 몸 안에서 얼마든지 순식간에 다른 성분으로 변할 수 있다. 즉 탄수화물은 지방과 단백질로, 단백질은 지방과 탄수화물로, 지방은 탄수화물과 단백질로 변할 수 있다는 말이다.

그러므로 어떤 영양소를 먹느냐가 중요한 게 아니라, 이들을 각각 얼마나 많이 먹느냐가 중요한 것이다. 답은 '적당히' 먹으면 된다. 그런데 '적당히'란 '필요한 양만큼' 먹으면 된다는 것이다. 무엇이든 많이 먹으면 독이고, 적당히 먹으면 약이 된다는 것이 독성학의 진리라는 점을 기억하자!

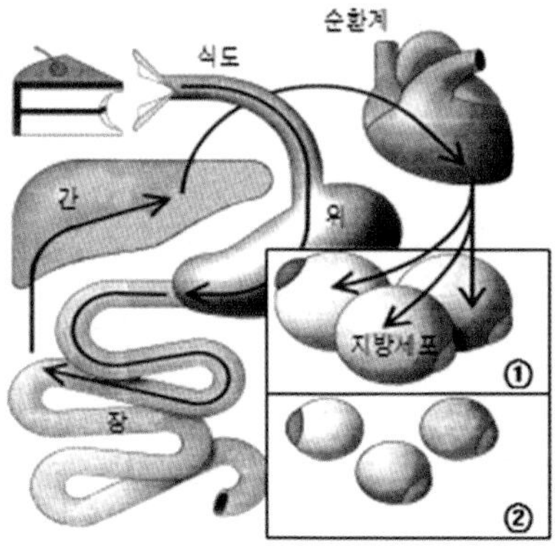

에너지 섭취 경로와 에너지 균형에 따른 지방세포 크기의 변화

① 과량의 음식 섭취
② 탄수화물 섭취 제한으로 지방세포 크기 감소

비만이 곧 질병이다

사람은 25세 정도가 되면 성장을 마친다. 이후에는 성장할 때까지 필요한 만큼의 탄수화물이 필요하지 않게 된다. 그럼에도 불구하고 탄수화물을 칼로리로 사용해야 한다면서 탄수화물을 계속 먹으면 몸이 어떻게 감당할 수 있겠는가. 이때 먹는 탄수화물은 '독'이고, '독약'이 되는 것이다. 들어오는 대로 필요한 양 이상으로 추가해서 들어오는 탄수화물은 독이고, 독약이므로 몸을 해롭게 할 수밖에 없다. 이 해로운 독으로부터 몸을 보호하려면 어떻게 해야 할까? 탄수화물을 신속하게 제거해야 몸을 건강하게 유지할 수 있다. 하지만 필요한 양 이상으로 계속해 들어오는 탄수화물 독을 몸 밖으로 배출하는 방법은 없다. 만약 이 탄수화물 독이 몸 밖으로 그냥 배출된다면 병이 된다. 바로 '당뇨병'이다.

당뇨병에 걸리지 않은 사람은 필요한 양 이상으로 추가해서 들어오는 탄수화물 독을 어떻게 제거하는가? 몸 밖으로 배출하는 방법은 없다고 했다. 그러므로 여분의 탄수화물을 지방으로 바꾸어 몸 안에 저장하게 된다. 지방으로 저장하는 수밖에 없다는 것이다.

탄수화물을 지방으로 바꾸어 저장할 수밖에 없기 때문에 탄수화물이 지방이라고 말할 수 있는 것이다. 즉 탄수화물은 정확하게 말하면 지방이다. 여분의 탄수화물은 모두 지방으로 저장된다. 지방 저장이 많이 되면 될수록 우리가 알 수 있는 현상은 바로 살찌는 것이다. 바로 비만이다. 탄수화물을 먹으면 먹을수록 비만속도가 증가한다.

몸은 한 번에 한 가지 일만 한다. 몸은 탄수화물을 지방으로 바꾸어 저장하는 지방공장이 되는 것이다. 이 공장이 일을 계속 하다보면 몸 안에서 들어온 탄수화물 원료를 다 사용하는 순간이 올 것이다. 즉 지방공장 원료가 부족하게 될 수 있다. 지방공장이 계속 가동하려고 하는데 원료가 없으면 몸은 신호를 보낸다. 원료인 탄수화물이 부족하다고 신호를 보내고, 이 신호가 배고프고 허기진다는 감정으로 나타나게 된다. 그래서 탄수화물을 먹고, 먹은 탄수화물은 지방으로 변하고, 먹은 탄수화물 부족사태가 발생하면 또다시 탄수화물을 먹는 악순환이 끝없이 일어나게 된다.

이런 악순환의 고리를 끊지 못하고 지속될 경우 한 달에 10kg 찌는 건 간단하다. 이때는 살찌는 소리가 들린다고 말하는 경우도 보았다. 잘 관찰해 보라. 아침 식사 후 오전 10시경 간식을 먹고, 11시경에 뭘 마시고, 점심 식사 하고, 오후에 두세 번 간식으로 뭔가를 마시고 먹는다. 이런 사람은 길 가다가도 도넛, 옥수수나 떡 등을 마구 먹고 있다. 그리고 대부분 살이 쪄도 엄청 쪄 있다. 즉 비만상태인 것이다.

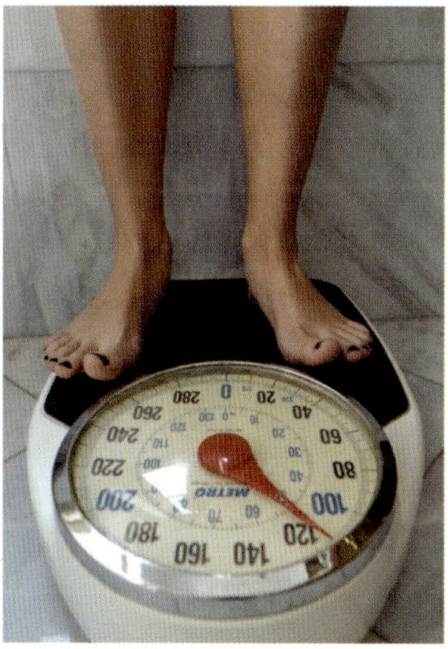

비만은 질병이다. 단지 '병'이란 말만 안 붙었다는 것이지 병이다. 즉 '비만병'이라 해야 한다. 왜 비만이 병인가. 고혈압, 당뇨병, 관절염, 담석증, 각종 암의 원인이 되기 때문이다. 원인이 된다고 해서 그 자체를 병이라고 부르는 것에 반감이 들지 모르겠다. 하지만 고혈압을 생각해 보자. 고혈압은 아무런 병적 자각 증상도 없다. 그런데 왜 고혈압이 무섭고, 치료의 대상이 되는가. 이는 중풍이나 동맥경화, 심장마비 등 각종 질병의 원인이 되기 때문이다.

그런데도 우리는 '살 좀 찐 거 가지고 왜 병이라고 해? 환자 취급하지 말라'고 한다. 하지만 비만은 병이고, 질병이며, 비만인 사람은 환자인 것이다. 그런데 우리는 비만을 병으로 여기지 않고 살 좀 찐 것을 당연한 듯이 여기며, 비만상태로 살고 있는 사람을 환자라 여기지 않는 경향이 있다.

삼겹살을 먹어도 날씬한 이유!

우리 몸은 탄수화물을 먹는 즉시 체지방으로 바꾸어 저장한다. 우선 독부터 없애고 보는 것이다. 그런 다음 몸에 필요한 탄수화물을 꼭 필요한 만큼 바꿔서 에너지로 사용한다.

우리 몸이 탄수화물을 지방으로 바꾼다고 했는데, 문제는 만들어지는 지방이 한 가지가 아니라는 점이다. 중성지방도 있고, 동맥경화나 심장병 등을 일으킨다는 콜레스테롤도 있다. 지방이란 종류는 다 만들어진다고 보면 된다. 그래서 고지혈증, 고콜레스테롤혈증, 고혈압 등이 생기는 것이다.

참기름 같은 식물성 기름이나 고등어처럼 등 푸른 생선에 들어 있는 오메가-3 지방은 몸에 좋으니까 먹어도 되고, 삼겹살 기름 같은 동물성 지방은 몸에 좋지 않으니까 먹지 말아야 한다는 인식이 유행처럼 돌고 있다.

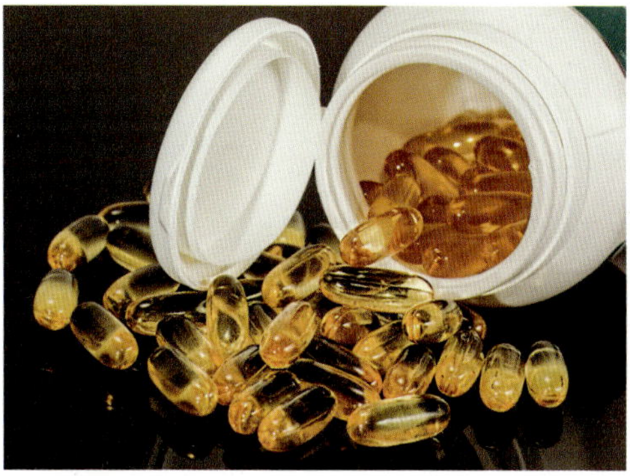
캡슐로 만들어 시판하는 오메가-3 지방산

그러나 식물성이나 동물성이나 큰 차이가 없다. 체지방이 많으면 비만이 되는데, 문제는 몸에 좋지 않은 지방을 먹어서 체지방이 생긴 게 아니라는 점이다. 탄수화물을 먹었기 때문에 체지방이 쌓였다는 게 팩트다.

우리는 '비만을 만드는 체지방'과 '먹는 지방'을 같다고 생각하고 있다. 먹는 지방은 탄수화물을 함께 먹지 않을 경우 체지방으로 변하지 않는다. 우리 몸이 탄수화물을 체지방으로 바꾸는 과정에서 먹는 지방이 함께 체지방으로 변하는 것뿐이다.

왜냐고? 이유는 지극히 간단하다. 지방만 먹을 경우 '비만호르몬'이라 불리는 인슐린이 분비되지 않기 때문이다. 단백질만 먹을 경우도 인슐린이 분비되지 않는다. 그러면 지방과 단백질을 함께 먹을 때는 어떨까? 당연히 인슐린이 분비되지 않는다. 오로지 탄수화물을 먹었을 경우에만 비만호르몬인 인슐린이 분비되기 때문이다.

탄수화물과 지방을 함께 먹으면 인슐린이 분비된다. 탄수화물과 단백질을 함께 먹어도 인슐린이 분비된다. 마찬가지로 탄수화물, 단백질, 지방을 함께 먹어도 인슐린이 분비된다. 결국 무엇을 먹더라도 탄수화물을 함께 먹으면 인슐린이 분비되고, '비만호르몬'인 인슐린이 비만을 가져온다.

황제 다이어트의 과학적 원리는 다이어트 하는 기간 동안은 비만 호르몬이자 노화 호르몬인 인슐린 분비를 막는 원리를 이용한 과학적인 다이어트 방법이다. 되도록 탄수화물 섭취를 최소화하고, 지방과 단백질만 섭취하자는 것이다.

단백질과 지방만을 섭취하면 영양 섭취에 문제가 있지 않을까 불안하게 느끼는 분도 있을 수 있다. 단백질과 지방만을 먹는다는 말은 고기나 생선만 먹는 경우에 해당한다. 고기나 생선에는 탄수화물이 들어있지 않기 때문이다.

그런데 고기나 생선은 동물에서 유래한 것이다. 동물은 생존하기 위해 몸에 필요한 영양소를 다 갖추고 있다. 즉 비타민이나 미네랄 등도 고기나 생선에 들어 있다는 말이다. 따라서 영양 불균형 등을 염려할 필요는 없다.

사자나 호랑이가 고기만 먹고 사는 것을 보면 알 수 있다. 호랑이는 육식동물이고, 사람은 잡식동물이므로 다르지 않을까 의문을 가질 수도 있다. 사람이 고기나 생선만 먹고 살 수 있다는 것은 이미 1920년대에 완벽하게 증명한 실험결과가 있다. 20장을 보면 알 수 있는 바와 같이 오히려 고기나 생선만 먹어도 전혀 건강에 이상이 없었으며 활동에 아무런 장애도 없었다. 오히려 보통 사람보다 더 건강했다고 할 수 있는 결과가 나온 것이다.

비만 체중을 정상 체중으로 돌려놓기 위해 황제 다이어트를 하는 기간만 탄수화물 섭취를 최소화 하고 되도록 지방과 단백질만 섭취하자는 것이다. 평생 동안 탄수화물 섭취를 최소화하라는 얘기는 아니다.

7장

좋은 지방과 나쁜 지방?

지방의 누명

결론적으로 말한다면 좋은 지방이나 나쁜 지방이나 지방은 지방이다. 좋거나 나쁜 지방은 없다는 얘기다. 필자가 『황제 다이어트』를 출간한 후 SBS에서 이 내용을 소개한 바 있다.* 소개된 내용 중 지방에 관한 전문가의 의견을 다시 한 번 보자.

전문가: 총 콜레스테롤은 좀 올라갔지만, 대부분 HDL 콜레스테롤이 올라갔고, 중성지방은 줄어들었기 때문에 지질양상이 몸에 해로운 방향으로 갔다고 하기는 어려울 것 같다.

* 다시보기 서비스로 볼 수 있다. http://allvod.sbs.co.kr/allvod/vodEndPage.do?srs_id=10000022046&pc_searchclick=all_vod_cont_00_01

아나운서: 따라서 황제 다이어트가 동맥경화 예방에 좋다는 이론이 다소 설득력이 있어 보였다.

콜레스테롤이 뭔데? 지방의 일종으로, 콜레스테롤은 피부를 부드럽게 유지하며 신체를 구성하는 세포의 세포막을 굳지 않고 부드럽게 유지하는 데 없어서는 안 될 중요한 물질이다. 만약 콜레스테롤이 없다면 우리 몸은 딱딱하게 굳을 것이며, 로봇 같은 딱딱한 인간이 될 것이다. 그만큼 중요한 물질이다.

여기에서 이해하기 어려운 단어가 '총 콜레스테롤'이다. 콜레스테롤은 종류가 많은데, 이것저것 다 합하여 핏속에 얼마나 많이 들어있는지를 따지는 것이다. '총'이란 총합(總合)의 준말로, 총 콜레스테롤이라고 하면 '모든 종류의 콜레스테롤을 합한 양' 정도로 알면 되겠다.

지방의 다른 이름인 콜레스테롤은 간에서 만들어 온몸 구석구석 콜레스테롤을 필요로 하는 부분에 보내준다. 또한 온몸 구석구석 필요하지 않은 콜레스테롤은 간으로 돌아와 사라지게 된다. 그래서 온몸 구석구석 가는 콜레스테롤이 있는가 하면, 온몸 구석구석에서 필요 없어 간으로 돌려보내는 콜레스테롤이 있기 마련이다.

하지만 콜레스테롤은 스스로 이동할 수 없다. 간에서 만들어지면 피라는 강을 타고 이동해야 하는데 배가 있어야 간다. 이 배도 구분되어 있다. 온몸 구석구석으로 가는 배가 있고, 돌아오는 배가 있다. 콜레스테롤을 잔뜩 실은 배가 있을 것이고, 콜레스테롤이 거의 없는 배가 있을 것이다. 콜레스테롤을 잔뜩 실은 배는 '나쁜 콜레스테롤'이라 하고, 콜레스테롤이 거의 없는 배는 '좋은 콜레스테롤'이라고 하며,

위에서 전문가가 말하는 'HDL 콜레스테롤 수치가 올라갔다'고 말하는 것이다. 즉 간에서 만들어 배에 실어 내보낸 콜레스테롤은 적고, 빈 배가 많다는 얘기를 하고 있는 것이다. 이 말은 핏속의 콜레스테롤 양이 줄고 있다는 것을 의미하므로 좋은 것이다.

방송에서 아나운서는 "황제 다이어트가 동맥경화 예방에 좋다는 이론이 다소 설득력이 있어 보였다"라고 했다. 황제 다이어트가 동맥경화를 예방한다는 것을 수긍하는 듯한 뉘앙스였는데, 참으로 애매하게 표현했다. 이제 이게 왜 확실한 것인지 살펴본다.

동맥경화가 일어나는 이유

밥, 빵, 샌드위치, 피자, 사과, 배, 수박, 참외, 토마토, 각종 과자, 카스테라, 사탕, 믹스커피… 탄수화물의 다른 이름들이다. 이 보기 좋고, 맛있어 보이는 것들을 먹으면 간은 곧바로 지방으로 만들어 온몸 구석구석으로 내보낸다. 그러면 뭐가 많아지는가? 콜레스테롤을 실은 배가 많아지는 것이다. 이때 콜레스테롤(속지 말라, 콜레스테롤은 지방의 다른 이름이다.)을 실은 배가 많아지며, 이를 '나쁜 콜레스테롤'이라 한다.

그런데 탄수화물을 먹지 않으면 지방으로 만들어, 즉 콜레스테롤을 만들어 실을 배를 만들 필요도 없고, 콜레스테롤을 만들 필요도 없게 된다. 그러면 콜레스테롤이 없는 빈 배가 많아질 것이다. 이 빈 배를 'HDL 콜레스테롤'이라 하는 것이다. 콜레스테롤을 잔뜩 실은 배가 많다는 것은 이 사람이 탄수화물을 많이 먹었다는 얘기다.

지방의 또 다른 이름은 '중성지방'이다. '콜레스테롤이 아닌 지방'을 말하는데, 우리말로 '굳기름'이라 한다. 삼겹살을 불에 익힐 경우 기름이 흐르는데, 식으면 하얗게 굳어 굳기름이라 한다. 이게 중성지방이다.

탄수화물을 먹으면 간은 콜레스테롤이라는 지방뿐만 아니라 중성지방 등 여러 종류의 지방을 만들 수밖에 없다. 이들을 만들기는 하는데 간은 콜레스테롤이나 중성지방 등 여러 지방을 저장할 수는 없다. 그래서 저장할 수 있는 장소를 향해 가도록 피에 쏟아 놓는다.

간은 먹은 탄수화물을 신속하게 지방으로 바꿀 수밖에 없다. 만일 이들을 그대로 놔두면 피는 탄수화물로 가득 찰 것이고, 결과적으로 혈당이 너무 높아질 것이다. 탄수화물이 핏속에 너무 많으면 혈당이 많다고 하고, 혈당 수치가 너무 높다고 말한다.

너무나 많은 혈당, 즉 너무나 많은 핏속의 탄수화물은 콩팥이 감당할 수 없으므로 결국 오줌으로 나오게 된다. 오줌에 들어있는 탄수화물(당)이라 해서 '당뇨'라 부르는 무서운 질병의 원인이 되는 것이다.

이미 필요한 만큼 지방이 몸 안에 있다면 콜레스테롤이든 중성지방이든 뭐든 지방이라 불리는 것들은 간에서 만들 필요가 없다. 하지만 탄수화물을 먹으면 위와 같이 훨씬 더 위험한 당뇨병이 생기므로 간은 하는 수없이 여분의 탄수화물을 지방으로 만들어 피에 방류할 수밖에 없는 상황이 되는 것이다.

간이 핏속의 탄수화물이 많아지는 것을 우선적으로 방지하기 위하여 신체가 필요로 하는 양보다 더 만들어 보낸다면 어찌 되겠는가? 신체는 필요한 만큼만 사용할 수밖에 없고, 남은 지방은 핏속을 정처 없이 떠돌아다닐 것이다. 결과적으로 핏속에는 항상 필요한 양 이상으로 지방이 떠돌아다니게 된다.

그런데 이것들이 구경꾼 모양으로 그냥 점잖게 다녔으면 좋겠는데, 가다가 혈관 벽에 부딪치는 경우가 있다. 그러면 '어이쿠, 어디 좀 내려 쉬어야겠는데 잘 됐다. 좀 앉아 쉴까?' 한 녀석이 그러면 다른 녀석들도 '나라고 쉬지 말라는 법이 있나' 하면서 계속 그 자리에 둥지를 틀고 앉아 버리는 것이다.

이렇게 생긴 돌과 같은 덩어리를 우리는 '프라그'라고 하고, 단단하게 굳어 버리기 때문에 경화되었다고 하며, 동맥에 생겼으므로 '동맥경화증'이라 부르는 것이다. 그래서 동맥이 막힌다. 적당히 막히면 고생하고, 다 막히면 죽게 된다.

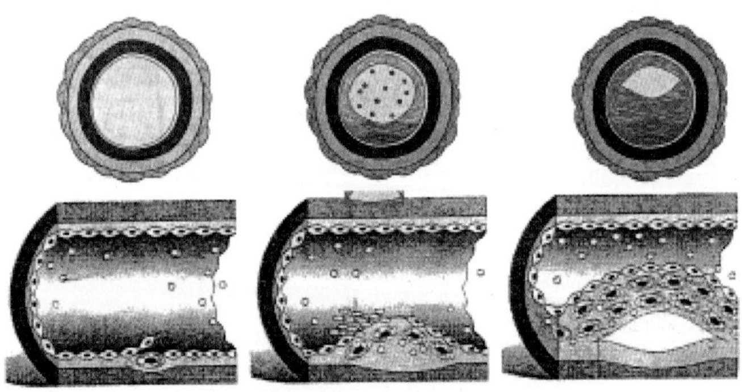

동맥경화성 프라그 형성 과정

지방이나 콜레스테롤이 혈관 벽에 둥지를 틀고 자리 잡아 프라그가 형성되면 혈관의 피도 가다가 부딪치게 된다. 그러다 보면 '피떡'을 만들어 버리는 것이다. 피떡이란 피가 굳은 것이다. 상처 나면 처음에 피가 나오지만 조금 있으면 굳어 피떡이 생기는 이치와 같다. 이 피떡과 지방이 합쳐지면 프라그가 더 커진다.

우리는 잇몸에 생긴 프라그를 치석이라고 한다. 즉 이빨에 생긴 돌덩어리라는 것이다. 그래서 스케일링이라 부르는 치석제거를 최소한 1년에 한 번은 하는 경험을 하게 된다. 그런데 동맥에 생긴 프라그, 즉 돌덩어리는 치석처럼 보이는 것도 아니고 신체 내부 깊숙이 있으므로 인위적으로 제거할 수도 없고, 제거하려면 수술을 해야 한다. 수술한다고 제대로 제거할 수 있는 것도 아니다. 그러다 보면 나긋나긋하고 부드럽고 낭창낭창해야 할 혈관이 프라그, 즉 돌 때문에 굳어진다. 이런 현상을 동맥경화라고 하는 것이다.

운동을 하거나 흥분하면 심장이 벌떡벌떡 뛴다는 것쯤은 다 알 것이다. 이 말은 심장이 피를 더 세게 뿜어 온 몸으로 더 많이 보낸다는 표시다. 그러면 유연하고 부드러운 핏줄이 확장되어 더 많은 피가 흐르게 된다. 그런데 동맥경화된 핏줄은 굳어져서 유연성과 부드러움을 잃은 지 오래다. 심장은 피를 막 뿜어대는데 핏줄은 프라그로 딱딱하게 굳어 확장되지도 않으니 혈압이 오르게 된다. 이를 고혈압이라고 부른다.

더 심하면 결국은 심장이 되었건 동맥이 되었건 터지지 않으면 뚫리는 현상이 발생한다. 동맥 파열이라고 하고, 더 유식한 표현으로는 '대동맥 박리'라고 부른다던데, 살아도 산 목숨이 아니라고 할 수 있다.

심장이 피를 세게 뿜어대면 프라그와 부딪치게 되고, 그러다 보면 피떡이 생긴다고 했는데, 혈관에 이게 생기면 쉽게 말해 죽기 아니면 까무라치는 상황이 발생할 것이다. 어쩔 수 없이 생긴 피떡이라도 그 자리에 가만 앉아 있으면 될 것을 고혈압에 심장이 피를 세게 뿜어주니 그 압력에 밀려 떨어져 다시 핏속을 정처 없이 여행하게 되는 것이다.

이 피떡이 하는 짓을 보면 꼭 약점만 찾아다니는 놈 같다. 그러니까 마음의 중심이자 온몸의 사령관 격인 대뇌세포에 피를 공급하는 혈관, 즉 뇌혈관에 도착을 하니 '어, 이거 통로가 좁아 못 가겠네' 하듯이 혈관이 막혀 버리는 것이다.

그러면 막힌 혈관으로부터 산소와 영양분을 공급받는 세포들이 금방 아우성이다. 밖으로 나타나는 현상은 그 세포들이 담당하는 신체의 어느 한 기관이 마비되는 것으로 나타난다. 팔이 마비되거나, 안면 근육이 마비되기도 한다. 나타나는 현상은 아주 다양하다. 그리고 우리는 이것을 '중풍'이라 하고, '뇌졸중'이라고 한다.

만약 심장이나 호흡을 담당하는 세포들이 이 꼴을 당하면 심장이나 허파가 일하다 정지해 버린다. 심장마비라는 생명의 정지현상, 즉 사망이 일어난다. 이 모든 일이 지방 때문인가? 아니면 탄수화물 때문인가?

지방을 피해야 한다고?

우리는 미디어를 통해 쌀밥보다 현미밥·잡곡밥이 좋다고 귀가 아플 정도로 들었다. 이게 다 뭔가? 쌀밥도 탄수화물이고, 현미밥도 탄수화물이고, 잡곡밥도 탄수화물이다. 탄수화물은 그냥 탄수화물일 뿐이다. 그래서 쌀밥 대신 잡곡밥을 먹으면 좋다고? 쌀밥을 먹든 잡곡밥을 먹든 뭘 먹었는가? 탄수화물을 먹은 것이다. 이것들을 먹는 즉시 간은 무엇으로 바꾸는가? 지방이다.

고혈압도 일으키고, 동맥경화도 일으키고, 중풍 뇌졸중도 일으키고, 치매도 일으키고, 동맥박리라고 하는 동맥이 찢어지는 일도 발생하고, 심장기능이 정지되는 심장마비가 발생하면 즉사다. 그 자리에서 죽어버린다는 말이다. 이런 모든 원인이 지방 때문인가? 아니면 탄수화물 때문인가?

'지방을 먹으면 살이 찐다'면서 피에서 콜레스테롤 수치를 높이고(고콜레스테롤 혈증) 심장병을 일으킨다고 언제까지 지방만 욕할 것인가? 우유도 비싼 저지방우유를 선택하는 게 거의 습관처럼 되었다. 사실은 지방으로 변하는 탄수화물을 욕해야 맞는 것이다. 그럼에도 쌀밥보다는 현미밥, 현미밥 보다는 잡곡밥이 좋다고 우길 것인가?

과일이 몸에 좋다고 하니 많이 먹으라고 한다. 비타민C가 많이 들어있고, 비타민A가 많이 들어있고, 무슨 좋은 성분이 잔뜩 들어 있으니 어쩌구 저쩌구 떠든다. 어떤 과일에는 무슨 좋은 성분이 많고, 어떤 과일에는 고혈압을 예방해주는 성분이 들어있고, 어떤 과일에는 암을 예방하게 해주는 항암성분이 많이 들어 있으니 많이 먹어야 좋다고 하고, 뭐, 머리가 좋아지게 하는 성분이 많이 들어 있으니 많이 먹는 게 좋다고 한다. 그리고 뭐니 뭐니 해도 과일은 제철에 나오는 것을 먹어야 좋다는 등, 미네랄 즉 무기염류가 많아서, 예를 들면 철분이 많아서 어쩌구 저쩌구... 나열하자면 끝이 없다.

비타민이 많이 들어있던 미네랄이 많이 들어있던 필수 아미노산이 많이 들어있던 어쩌건, 사과, 배, 바나나, 복숭아, 아보카도, 감귤, 참외, 수박 등등, 나무에 매달렸건 덩굴식물에 매달린 포도, 무슨 아로니아가 많이 들어 있어서 몸에 좋은 것 등 이름 불문, 출처 불문, 모두 관계없이 탄수화물을 달리 해서 부르는 말에 불과하다. 이름이 뭐라 불리던 탄수화물은 탄수화물이다. 그리고 탄수화물은 지방이다. 이걸 잊으면 안 된다.

탄수화물이 지방이 된다는 것을 알았다면, 이제 몸에 좋다는 잡곡밥이나 현미밥 또는 과일을 먹는 것은 바로 지방을 먹는 것과 같다는 것을 알았을 것이다. 삼겹살에 잔뜩 들어있는, 뜨겁게 익혔다 식히면 하얀 모습으로 굳어버리는 굳기름을 먹는 것과 하등의 차이가 없다는 것을 알아야 하는 것이다.

그런데 삼겹살 지방인 굳기름을 먹으면 굳기름을 먹는 것이지, 탄수화물을 먹는 것은 아니다. 이것은 우리 몸에 오히려 해롭지 않다. 그냥 흡수하여 저장하면 그만이다.

표준 체중 70kg이면 15kg까지 저장하면 아무 문제없다. 설사 35kg을 저장하여 체중이 90kg이 된다 해도 견딜만하기 때문에 90kg이 된 것이다. 설사 80kg을 저장하여 체중이 150kg이 되었다고 해도 견딜만하기 때문에 150kg이 된 것이다. 당장 죽는 건 아니다.

그런데 삼겹살에 들어있는 기름, 즉 굳기름만 따로 먹는다는 건 상상만 해도 겁난다. 우리 머릿속에는 기름을 먹으면 살이 찐다고 각인되어 있기 때문이다. 그래서 애써 다 떼어내고 살코기만 먹을 것을 고집한다. 그러면서도 삼겹살에 각종 반찬으로 나온 각종 탄수화물을 함께 먹기 때문에 문제가 되는 것이다.

탄수화물은 먹어서 몸에 들어오는 순간 지방으로 변하는데다 삼겹살에 섞여 들어오는 굳기름인 지방까지 이중 삼중으로 많아지므로 문제가 된다. 삼겹살에 들어온 기름에 탄수화물을 없애기 위해 몸에서 만든 이들 기름, 즉 지방이 온갖 문제를 일으킨다는 것을 알아야 한다.

8장

성인에게 필요한 탄수화물, 단백질, 지방 섭취 비율

우리 몸을 위한 영양 비율

영양학적인 측면에서 볼 때, 성인이라 함은 성장이 끝난 25세 이후인 사람을 의미한다. 즉 성장할 때처럼 탄수화물이 그리 많이 필요하지 않은 사람이 성인이다. 소아 비만이라 해서 초등학생이나 중고등학생 또는 대학생이라 하더라도 표준체중보다 더 많이 나가서 과체중이거나 비만인 경우도 성인이라고 할 수 있다. 왜냐하면 성장에 필요한 탄수화물 이상을 과다 섭취하였기 때문에 과다 섭취된 탄수화물이 지방으로 저장된 경우에 해당되기 때문이다.

앞에서 본대로 생후 1년 미만의 영아가 먹는 모유의 성분인 탄수화물·단백질·지방을 에너지로 환산하였을 때의 비율은 탄수화물 44.5%, 단백질 6.8%, 지방 48.7%가 된다. 영아는 1년 안에 체중이 3배

붙어나는데, 이때 체중 불리는 데 사용하는 성분은 대부분 탄수화물이라 했다. 몸을 구성하는 단백질을 만들기 위하여 탄수화물을 사용하는 것이고, 지방은 활동에 필요한 에너지로 사용하는 것이다.

영유아의 몸은 성인에 비해 단백질이 더 많고, 지방은 적다. 이는 섭취한 대부분의 탄수화물을 성장을 위해, 즉 단백질을 만드는 데 사용하고 있기 때문이다. 엄청나게 빨리 성장하는 영유아에 비하면 성장이 끝난 성인은 탄수화물 비율을 훨씬 줄여야 마땅하다.

다시 말하면 지방은 대부분 연료로 사용되었고, 탄수화물과 단백질은 몸집을 불리는 데 사용되었다고 보면 맞는 것이다. 그러면 어떤 비율이 마땅한가?

세계적으로 권장하는 다이어트의 탄수화물·단백질·지방의 에너지 섭취비율

'음식 피라미드'라 불리는 것이 세계적으로 대유행이다. 음식 피라미드는 미국이 원조이긴 하지만 우리나라도 대동소이한 음식 피라미드를 사용하고 있다.

한국인 영양섭취 기준에 의하면 성인은 탄수화물, 지방, 단백질로부터 얻는 에너지 비율에 따라 각각 55~65%, 15~30%, 7~20% 비율로 먹으라고 한다. 권장 비율은 범위를 정했으므로 중간 값으로 설명하면, 탄수화물 60%, 지방 25%, 단백질 15%가 된다. 간질로 알려져 있는 뇌전증 환자의 경우 발작이 일어나지 않게 하기 위하여 케톤 다이어트, 즉 케톤식을 처방하는 경우가 많다.

케톤식[*]은 탄수화물 섭취량을 극도로 줄여 활동에 필요한 에너지로 지방을 사용하도록 강제하는 다이어트를 말한다. 탄수화물 섭취를 극도로 줄이고 지방을 최대한 섭취하게 되면, 지방을 분해하면서 우리 몸에서 다량의 케톤이 만들어지는데, 이 케톤은 에너지원으로 사용되기도 하지만 간질 발작을 억제하는 역할도 하는 것이다.

케톤식의 경우 '탄수화물+단백질 대 지방'의 비율은 1:4가 되는데 반해, 음식 피라미드가 권장하는 비율은 거꾸로 4:1이 된다. 그러니 케톤이 발생할 수 없는 조건, 즉 체지방이 분해될 수 없도록 하는 비율이라 할 수 있다. 탄수화물을 섭취하면 탄수화물이 주된 에너지원이 되므로 케톤 발생은 아주 적게 된다.

탄수화물을 먹는 건 말 그대로 탄수화물을 먹는 것이지 지방을 먹는 거라고 생각하지 않는다. 사실은 결과적으로 지방을 먹는 것인데 말이다. 그런데 음식 피라미드를 보면 어느 피라미드든 가장 많이 먹어야 하는 게 탄수화물이다.

감자, 고구마, 밥, 옥수수, 빵, 국수, 짜장면, 우동 등 탄수화물의 또 다른 이름들이다. 몸에 좋다면서 과일을 듬뿍 먹으라고 하는데 참외, 수박, 레몬, 오렌지, 딸기 모두 과일 또는 과채류로 이들도 모두 탄수화물의 또 다른 이름들이다. 우유, 요구르트 등 유제품들도 탄수화물의 또 다른 이름들이다. 가장 적게 먹으라고 하는 것들은 육류나 지방(기름)이다.

곡류, 과채류, 유제품 등은 매우 다양한 맛으로 가공되어 매일 식탁에

* https://en.wikipedia.org/wiki/Ketogenic_diet

오른다. 하지만 이것들은 모두 탄수화물이고, 몸 안에 들어오자마자 지방으로 바뀐다. 지방이 건강의 주범이 아니라 탄수화물이 건강의 주범이라 할 수 있다. 필자라면 탄수화물 60%, 지방 25%, 단백질 15% 비율로 섭취하라고 하라는 대신 지방 60%, 단백질 25%, 탄수화물 15%의 비율로 섭취하라고 권하고 싶다. 즉 섭취비율을 정반대로 하라고 하고 싶은 것이다.

왜 그럴까? 필자가 제안하는 비율이 우리 몸에 맞기 때문이기도 하지만, 인류가 지구상에 나타난 25만년 기간 중 최소한 24만년은 농사짓고 살지 않았기 때문이다. 수렵과 채취, 즉 고기와 생선을 먹고 살았다. 비로소 농사를 짓기 시작하면서 탄수화물을 주로 먹기 시작했다. 따라서 성장이 끝난 성인은 더 이상 단백질로 구성되어 있는 몸을 영유아나 어린이처럼 성장시킬 필요가 없다. 영유아나 어린이처럼 탄수화물을 많이 섭취할 필요가 없는 것이다. 단백질로 되어 있는 신체가 기능을 할 수 있도록 지방이란 에너지를 사용하게 할 수만 있으면 되는 것이다.

인간이 적응한 먹거리

인간은 탄수화물을 음식 피라미드처럼 먹는 방식으로 진화하지 않았다. 먹거리로 따지면 고기만 먹어야 하는 사자와 호랑이 등 육식동물보다 더 나은 수준이고, 식물류(즉 탄수화물)이든 동물류(즉 단백질 및 지방)이든 다 먹는 잡식성인 곰과 거의 같은 수준이다. 사람은 만물의 영장이고, 최고의 음식만 먹도록 태어났다. 그래서 곰처럼 잡식성이라 해도 날 것으로 그냥 먹는 게 아니라 요리해 먹을 줄 안다. 사람이 더 고급인 이유는 바로 이 때문이다. 요리하고 가공해서 먹는 점에서 만물의 영장이라고 한다.

7개월 가량 겨울잠을 자는 곰은 살을 찌우기 위해 무엇이든 다 먹어치운다. 그래야 7개월 동안 먹지 않고 겨울잠을 잘 수 있다. 곰은 이렇게 먹지 않는 기간, 즉 단식기간이 있기 때문에 살찌면 찔수록 유리하다. 곰에 관한 다큐멘터리를 보면 잘 알 수 있다.

사람은 곰처럼 겨울잠을 자며 단식하지 않는다. 사람이 겨울잠을 자기 직전의 곰처럼 살이 쪘다면 긴 단식기간을 가져야 맞다. 하지만 사람은 겨울잠을 자지 않는다. 그럼에도 불구하고 겨울잠을 준비하는 곰처럼 먹고 있다. 결과적으로 비만환자라는 명칭이 따라붙는다. 비만환자가 되지 않으려면 곰처럼 먹으면 안 된다.

살은 바로 몸 안에 저장된 지방이다. 탄수화물을 먹는 것은 곧바로 몸 안에 저장된 지방이 되는데, 살찌는 원흉이다. 몸 안에 저장된 지방이 비만의 결과이지만, 원인 제공자는 탄수화물이다. 밥, 국수, 식빵, 채소, 과일, 우유, 요구르트, 주스, 콜라 등 탄수화물이 몸에 쌓인 지방의 원료들이기 때문이다. 그래서 탄수화물 섭취를 제한하는 '역 음식 피라미드'를 권장한다. 밥, 옥수수, 감자, 고구마, 수박, 참외, 토마토뿐만 아니라 주스류, 과자류 모두가 탄수화물 덩이라는 것은 이제 잘 알았을 것이다.

커피믹스 한 봉지에 탄수화물이 9g 들어있다고 했다. 믹스 커피 한잔을 마시면 탄수화물 9g을 먹는 것이다. 이게 우리 몸에서 얼마나

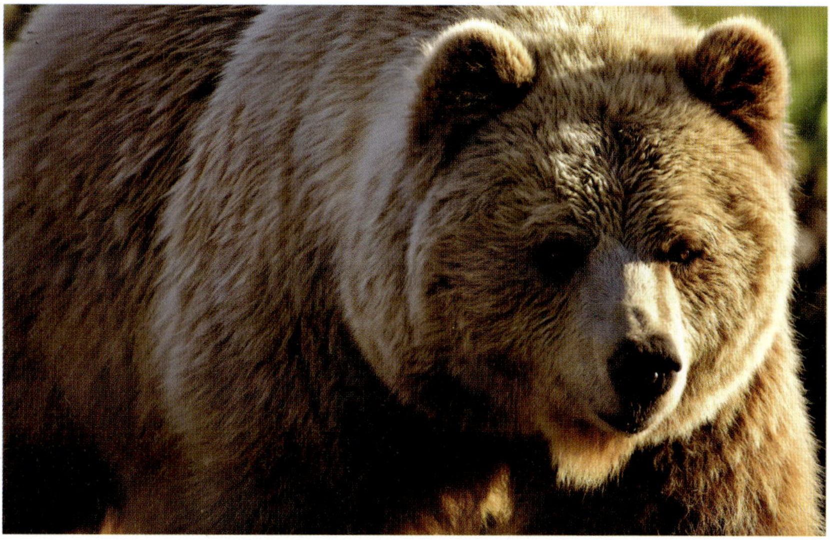

유라시아큰곰
곰은 겨울잠을 자기 전에 많은 에너지를 축적해 몸을 불린다.

많은 양을 차지하는지 따져보자.

정상적인 성인의 경우, 핏속에 들어있는 탄수화물의 양, 즉 혈당은 수치로 정해지는데, 평균적으로 식전에 80, 식후 120을 유지한다. 80이란 피 100mL에 80mg의 탄수화물이 들어있다는 말이고, 120은 120mg이 들어있다는 말이다. 식사를 하고 나면 120에서 다음 식사 전까지 서서히 떨어지기 시작하여 80까지 내려가고, 다시 식사하면 120으로 올라간다. 그래서 평균적인 혈당이 100이면 좋다고 한다.

이게 무슨 말이냐 하면, 평균체형의 성인의 몸은 약 5리터 정도의 피를 갖고 있는데, mL로 표시하면 5,000mL가 된다. 혈당 100이라면

100mL에 100mg이 들어있는 것으로, 5,000mL이면 5,000mg이 들어있다는 말이 된다. 5,000mg은 5g이다. 즉 어느 한 순간에 피에 들어있는 탄수화물의 양은 5g이며, 식사 전과 식사 후를 보면 4g(혈당수치 80)에서 6g(혈당수치 120) 사이를 왔다 갔다 한다.

믹스 커피 한잔에 들어 있는 커피의 양은 9g, 즉 9,000mg이며, 흡수되어 피로 방출되면 혈당으로 180이 된다. 몸속에 있는 기존의 평균혈당 수치인 100에 흡수된 커피믹스에 들어있는 탄수화물 180을 합치면 우리 몸의 혈당수치는 순식간에 280까지 치솟을 수 있다는 얘기다. 혈당이 180이상이라면 당뇨가 생기기 시작하며 280에 도달하면 소변으로 당이 빠져나오는, 즉 당뇨병이라는 얘기다. 그래서 커피믹스에 들어있는 탄수화물 9g은 일단 지방으로 바뀌어야 혈당수치에 변동이 없게 된다.

이제 알겠는가? 커피믹스 한 봉에 들어있는 탄수화물 9g조차도 모두 지방으로 변환되어 버린다는 사실을. 그런데 밥 한 공기 70g, 반찬류로 먹은 탄수화물 30g, 그리고 식후에 커피믹스 한잔을 했다면 109g을 섭취한 것이고, 여기에 후식으로 사과나 참외를 먹었다면 탄수화물 120g을 섭취한 것이다.

먹은 음식이 무엇인지 전부 말할 필요도 없이 지방으로 바뀌어버렸다.

간은 섭취한 탄수화물을 지방으로 바꾸는데, 간은 지방을 저장하는 기관이 아니다. 지방을 저장하는 곳으로 생산한 지방을 이동시켜야 하는데, 온몸에 강처럼 흐르는 핏줄을 이용한다. 지방을 실은 배를 띄워

지방을 이동시키는데 음식을 많이 먹을수록 피가 진해지고, 탁해지며 흐름이 원활하지 않게 된다. 바로 고혈압, 동맥경화, 심장마비, 치매, 중풍 등 원인이 되는 것이다.

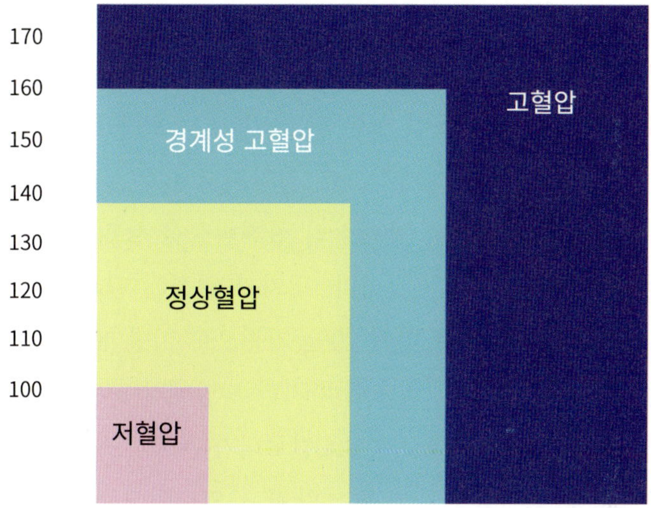

최고혈압과 최저혈압(WHO)

많이 섭취해도 되는 탄수화물이라는 것은 없다. 과일에 좋은 성분이 많이 들어있으니 먹어도 되는 탄수화물인가? 채소는 영양가가 풍부하기 때문에 먹어도 되는 탄수화물인가? 칼로리가 전혀 없는 식이섬유는 분명 탄수화물인데, 소화·흡수되지 않고 그냥 변으로 나온다고 무작정 먹어도 되는 탄수화물인가?

다시 말하지만 좋은 탄수화물이나 나쁜 탄수화물은 없으며, 칼로리가 전혀 없는 탄수화물도 없다. 식이섬유는 사람이 소화할 수 없는 탄수화물이지만, 소는 얼마든지 소화할 수 있는 탄수화물이다. 아무튼 탄수화물은 과일이든 콩이든 우유든 아이스크림이든 콜라든 주스든 뭐라 하든 관계없이 탄수화물일 뿐이다.

결론적으로 비만의 원인이 탄수화물이라고 할 수는 있지만, 근본 원인은 칼로리 소비량보다 더 많은 칼로리를 탄수화물로 섭취하고 있기 때문이다. 따라서 현재 세계적으로 권장되고 있는 음식 피라미드의 비율과는 정반대로 지방과 단백질의 섭취비율을 늘리고, 탄수화물의 섭취비율을 줄이라고 하는 것이다. 필자가 권하는 탄수화물, 단백질, 지방의 섭취비율은 무게로 따져 100g 기준으로 지방 40g, 단백질 15g, 탄수화물 45g이다. 칼로리 비율로 따지면 지방에서 360칼로리, 단백질 및 탄수화물에서 240칼로리로 총 600칼로리가 된다.

여자의 경우 하루 칼로리 필요량이 1,800이고, 남자의 경우는 2,400정도다. 여자는 지방으로 120g, 단백질은 45g, 탄수화물은 135g, 남자는 지방으로 160g, 단백질은 60g, 탄수화물은 180g이다. 물론 이와 같은 비율로 섭취하기란 현실적으로 가능하지 않다. 우리 주변에는 먹거리로 섭취 가능한 지방보다 탄수화물이 압도적으로 많기 때문이다.

결과적으로 탄수화물 섭취량을 늘릴 수밖에 없다. 탄수화물 섭취량을 늘린다는 말은 섭취한 탄수화물을 몸에서 지방으로 바꾼다는 의미가 있다. 즉 지방을 섭취한 것과 동일한 효과가 있다.

단식할 경우 하루 소진되는 체지방이 180g 정도가 되는 것으로 알려져 있다. 체지방 180g으로 몸에 필요한 탄수화물도 만들고 단백질도 만든다. 체지방 180g은 1,620칼로리에 해당하는 양이며, 성인의 기초대사량에 해당하는 수준이다. 실제로 성인의 대사량은 2,000칼로리 이상이며, 지방 220g에 상당한다. 따라서 지방의 섭취량을 20g 내외로 본다면 200g 정도는 섭취하는 탄수화물 및 단백질로 만들어야 한다. 1,800칼로리에 해당하는 탄수화물 및 단백질은 무게로 450g 정도가 된다. 이 이상 먹으면 칼로리 섭취량이 사용량보다 많아진다는 말이다.

실제로 단백질 섭취를 따로 하는 건 아니며 먹거리의 대부분은 탄수화물이고 단백질은 무시해도 될 양이다. 그리고 성인이 성장하는 것은 아니므로 단백질이 많이 필요한 것도 아니다.

현재 이 시대, 이 세계에서 먹거리의 대부분이 탄수화물이므로 섭취하게 되는 비율은 원하던 원하지 않던 권장되고 있는 음식 피라미드에 근접하게 된다. 실제로 우리나라는 권장 음식 피라미드 비율대로 섭취하고 있는 것으로 나타나고 있다.

그렇다면 결론은 자명하다. 칼로리 사용량 이상으로 칼로리 섭취를 하지 말아야 한다. 과식하지 말아야 한다. 많이 먹지 말아야 한다는 결론에 도달한다. 자동차가 굴러가는데 엔진이 사용하는 기름 이상으로 엔진에 기름을 더 넣으면 안 된다는 것이다. 더 넣는 만큼 엔진이 더 힘을 더 발휘하는 게 아니라, 오히려 부작용이 날 수 있다.

과거 우리가 못 먹고, 못 살던 시대에는 굶기를 밥 먹듯 했다. 그래서 주식으로 탄수화물을 먹었더라도 과체중이나 비만현상이 없었고, 오히려 마른 사람이 더 많았다. 탄수화물만 먹었더라도 많이 먹을 수 없었기 때문이다.

그래서 무엇을 먹던 관계없이 성인이 하루에 필요한 칼로리 이상을 섭취하면 안된다는 결론에 도달한다. 현실적으로 탄수화물 먹거리가 압도적으로 많기 때문에 음식 피라미드의 비율로 섭취할 수밖에 없다. 이러한 이유로 섭취비율을 따지는 건 탁상공론이 될 수도 있다. 탄수화물 단백질 및 지방의 섭취비율에 관계없이 몸에 필요한 양 이상으로 먹지 않는 것이 바로 최상의 섭취비율이라 할 수 있다.

풍요를 구가하는 이 시대에 탄수화물 섭취가 과체중이나 비만의 원인이기는 하지만, 더 근본적인 이유를 대라면 몸에서 필요로 하는 양 이상으로 먹어서 생긴 결과라고 할 수 있다.

많이 먹지 않는다, 즉 과식하지 않는 손쉬운 방법은 23~24장에서 설명한다.

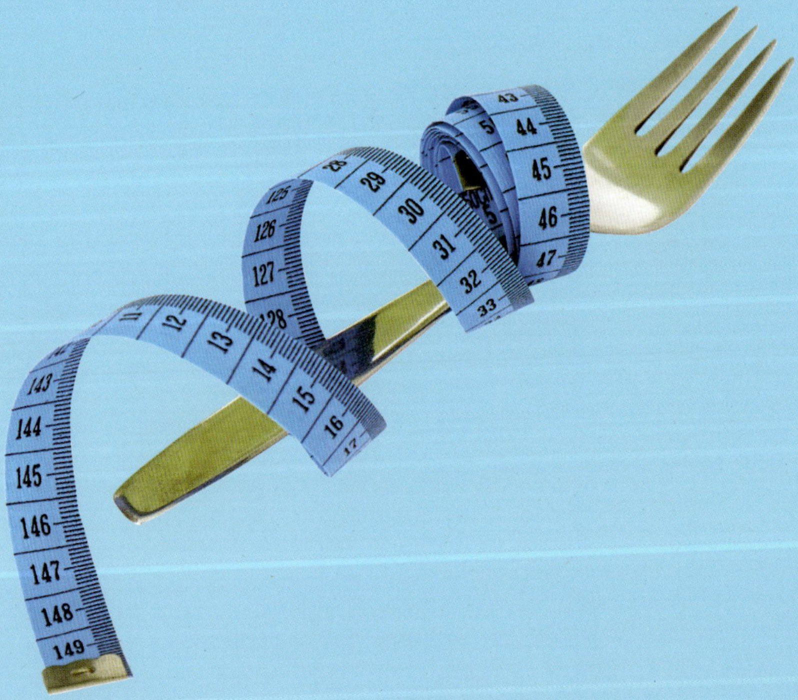

Chapter 2

황제 다이어트의 기적

9장

권장 음식 피라미드에 따른 감량 다이어트의 허점

살 빼는 방법을 모르는 사람은 없다

우리가 살을 빼기 위해서는 다음과 같이 해야 한다고 믿고 있거나 배웠거나 또는 충고를 받고 산다. 신문이나 텔레비전을 봐도 천편일률적인 내용이다. 월간지나 주간지 또는 스포츠 신문까지 매체에 구분 없이 똑같은 내용이라는 것을 바로 알 수 있다. 건강관련 잡지도 마찬가지다. 조금 더 상세할지는 모르지만 같은 내용이다. 결국 살 빼는 비결은 불행히도(?) 우리가 너무나 잘 알고 있는 내용이다. 아래의 세 가지다.

1. 적게 먹어라
2. 운동을 하라
3. 기름기 많은 음식은 피하라

너무나 잘 아는 내용이고, 누구나 다 알고 있다. 그럼에도 불구하고 나날이 살찌는 사람들이 많아지고 있다. 결론부터 말한다면 '적게 먹어라'를 지키지 못했기 때문에 과체중이나 비만증에 걸린 것이다.

많이 먹어서 살쪘는데, 이제 살을 빼기 위해 적게 먹으라는 것이다. 많이 먹는 습관이 들어 과체중이나 비만이 되었는데, 이제 어느 날부터 '적게 먹는 습관'으로 바꾸라는 것이다. 이게 가능할까?

성장이 정지된, 즉 몸집 불리기가 끝난 25세 이상의 성인이 되면 성장은 끝났고, 이제 길고 긴 노화 과정을 거쳐 죽음에 이른다. 평균 수명이 80세 이상인 시대에 살고 있으므로 적어도 55년 이상을 늙어가면서 살게 된다.

그런데 위 세 내용을 누구나 다 알고 있는데도 불구하고 과체중과 비만인 성인이 계속 증가하고 있다. 이 시대는 거리에 나서면 마른 사람보다는 살찐 사람이 더 많다는 것을 직접 확인할 수 있다. 누구나 다 알고 있는 내용을 실천하지 못하는 게 현실인 것이다.

우선 '적게 먹어야' 살이 안 찐다는 건 안다. 그런데 문제는 이 시대가 적게 먹을 수 없도록 하기 때문에 적게 먹을 수가 없다는 것이다. 정말 몰라서 못하는 게 아니다. 다 알고 있다. 그러나 현실적으로 가능하지 않은 시대에 살고 있는 게 문제다. 현실적으로 지금의 환경은 온갖 탄수화물이 범람하고 있으며, 피해나갈 방법이 없다. 도처에 탄수화물 먹거리가 널려있다.

'기름기 많은 음식은 먹지 마라'는 것도 너무나 잘 알고 있어서 삼겹살을 먹을 때 기름 부분을 다 떼어내고 먹고, 등심을 먹어도 살코기만 먹는데 살이 찌는 현상은 어떻게 설명할 것인가?

이 시대는 1980년 미국에서 '음식 피라미드'를 소개한 이래 더 강조했으면 했지 못하지 않은 거의 성경에 준할 정도로 음식 피라미드를 신봉하고, 순종하는 시대다. 유치원에 들어가기 전부터 학교를 거쳐 사회에 나와 직업인으로 사는 거의 모든 기간을 우리는 음식 피라미드를 지키면 건강한 삶을 영위할 수 있다고 반복적으로 세뇌되었는지도 모른다.

대학의 식품 영양 관련 학과에서는 <영양학>이란 과목이 있다. 의대나 간호계열은 <임상 영양학> 또는 각종 질병과 관련된 영양학이 있다. 예를 들면 <당뇨병 환자를 위한 영양학> 등의 이름이거나 <비만 환자를 위한 영양학> 등이다. 분야별로 영양학이 있는 것을 볼 때, 일반인들이 먹는 영양과 환자들이 먹는 영양은 뭐가 달라도 달라야 할 것이다. 하지만 들여다보면 전혀 다르지 않다. 음식 피라미드는 변하지 않는 것이다. 즉 탄수화물을 듬뿍 먹고, 지방은 최소로 먹으라는 음식 피라미드가 변하지 않는 것이다.

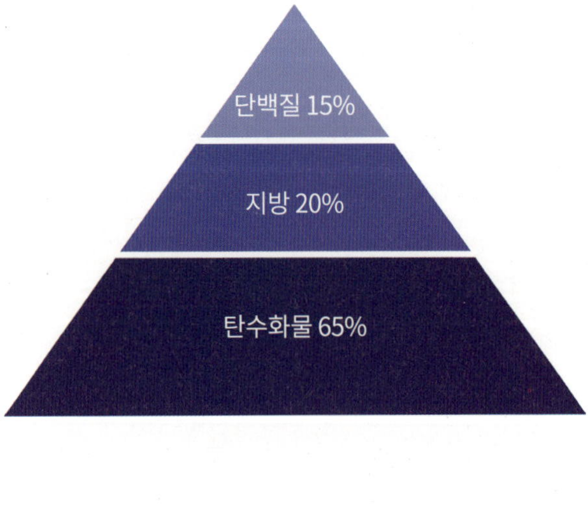

음식 피라미드

실상이 정말 그런지 여부를 살펴보기 위하여 미국을 비롯해서 전 세계적으로 제일 권위가 있다는 '메이요 클리닉 다이어트'[*]를 예로 들어 설명한다. 우리나라는 삼성서울병원이 '메이요 클리닉'과 관계가 있는 것을 알 수 있다.[**]

메이요 클리닉 다이어트 매뉴얼의 살빼기 다이어트

최근에 발간된 「메이요 클리닉 다이어트 매뉴얼(Mayo clinic diet manual)」은 무려 65명의 다이어트 전문가가 집필에 참여했고, 75년의 역사와 전통을 자랑하는 정통 다이어트 매뉴얼이다. 이 매뉴얼은 현재 미국 전역의 병원에서 다이어트 관련 참고문헌으로 사용되고 있으며, 국제적으로도 명성이 있는 권위 있는 매뉴얼이다.

그런데 <비만증(obesity)> 항목을 보면 비만증을 치료하기 위해서 "다이어트, 운동, 행위교정 또는 심리치료를 병행해야 한다"고 되어 있다. 다이어트나 운동은 당연히 이해가 되는데, 행위교정 또는 심리치료에 대해서는 할 말이 있다.

살찐 사람의 정신에 문제가 있다는 것이다. 다시 말해, 살이 안 찐 사람은 정신적으로도 정상이고, 살이 찐 사람은 비정상이라는 것이다. 정신적으로 문제가 있어 먹는 것밖에 모르기 때문에 식습관 개선과 함께 정신과 치료를 병행해야 한다는 것이다. 표현이 좀 부드러워서 그렇지

* Mayo Clinic Diet Manual 7th Ed. 1994. Mosby

** 삼성서울병원 홈페이지 참조

정신병 취급하는 것이다.

이 시대는 탄수화물 먹거리로부터 도피할 수 있으면 도피해야 하지만, 도피할 수가 없어서 어쩔 수 없이 먹는 그런 시대인 것이다. 비만의 원인은 지방이 아니라 탄수화물이다. 지방을 많이 먹어서 비만이라고 주장하는 것은 비만인 사람의 몸에 체지방이 많기 때문에 그렇다는 것이다. 살이 찐 결과만 따진 것이지, 원인은 따지지 않은 것이다. 일부러 원인을 외면한 것과 같다.

살이 찐 원인은 탄수화물이다. 먹은 탄수화물이 몸에서 지방으로 변해 체지방이 된 것이다. 그러므로 비만에서 탈출하려면 탄수화물을 먹지 않으면 되는 것이다. 탄수화물을 먹으면 간이 탄수화물이란 원료를 지방으로 바꾼다. 즉 간이 우리 몸의 지방합성 공장이 되는 것이다.

만일 탄수화물을 적게 먹으면 원료가 떨어지는 순간, 바로 그 순간 일시적으로 탄수화물이란 원료가 고갈되어 버린다. 그리고 피의 탄수화물 함량이 줄어든다. 우리는 이런 현상을 '저혈당증'이라 한다. 그러면 배가 고파지고, 온 몸의 힘이 쑥 빠지고, 식은땀이 나며, 너무나 피곤하고 피로에 절어서 눈을 뜨기조차 힘든 지경에 이른다. 이런 현상은 어느 정도 노화가 진행된 40대 이후에 보편적으로 나타날 수 있는 현상이며, 나이를 먹을수록 더 자주 나타나게 된다.

그런데 만일 탄수화물을 듬뿍 먹는다면 다음 식사까지 지방을 만드는 원료인 탄수화물이 떨어지지 않을 것이다. 그러면 위에서 말한 저혈당증은 일어나지 않는다. 그래서 아침을 든든하게 먹고, 간식을 먹는다. 또 점심도 든든하게 먹은 후 간식을 먹고, 또다시 저녁을 든든하게 먹는 것이다. '든든하게 먹는다'는 말은 충분히, 그리고 많이 먹는다는 것이다.

많이 먹은 것은 모두 체지방으로 변해 몸에 쌓이게 된다. 그래서 40대 중반이 되면 체중 증가가 눈에 띄게 나타난다. 이후로도 계속 늘어나 과체중이나 비만이 된다. 대부분 50대 중반이 되면 비만이 당뇨병으로 변해 있음을 알게 된다.

적게 먹으라고 하지만, 적게 먹으면 저혈당증이 무섭다. 많이 먹지 말라고 하는데 저혈당증이 무서워서 많이 먹게 되니 나날이 살이 찌고 비만으로 간다. 악순환이다.

과체중이나 비만의 원인은 '많이 먹었기' 때문이다. 소비하는 칼로리보다 더 많이 먹었기 때문에, 즉 과식했거나 과식이 습관화되었기 때문에 살찐 것이다. 이런 사람에게 적게 먹으라고 한다는 건 불가능에 가까운 요구다.

하루에 1,200칼로리 미만을 먹으라고?

메이요 매뉴얼에 따르면, 비만증 치료, 즉 살을 빼기 위해서는 하루에 1,200칼로리 이하로 먹으라고 하면서, 비타민이나 미네랄이 부족할 수도 있으므로 따로 먹으라고 한다. 또 권장하는 것이 구조가 복잡다단하여 소화·흡수되지 않는 탄수화물인 식이섬유(fiber)를 많이 먹으라고 한다. 그러면 '배부르다는 느낌을 주어 좋다'고 한다.

하지만 식이섬유를 먹어 배부르다는 느낌을 줄지는 모르나, 배고픔을 느끼지 않는 것은 아니다. 배부른 느낌과 배고픈 느낌은 다르다.

배부른데도 배가 고픈 것이다. 식이섬유는 엄밀하게 말해서 탄수화물이 아니기 때문이다. 소화·흡수되지 않는 탄수화물이기 때문에 우리 몸은 식이섬유를 탄수화물로 여기지 않는다. 그냥 소화되지 않고 변으로 배설될 뿐이다. 그래서 식이섬유는 0칼로리이다.

하루에 1,200칼로리 이하로 먹되 일반적인 다이어트 권고 내용, 즉 음식 피라미드를 준수하여 탄수화물, 지방, 단백질의 비율은 동일하게 하라는 것이다. 성서보다도 더 엄중하게 지켜야 하는 것이 음식 피라미드 영양 섭취비율이다. 메이요 다이어트도 예외가 아니다. 즉 지방함량은 총 칼로리 중 30% 미만으로 낮추고, 탄수화물 함량은 55%로 늘리고, 단백질은 15%로 하라는 것이다. 이 권고에 따라 1,200칼로리에 해당하는 먹거리 양을 따져보자.

탄수화물	1,200칼로리×0.55=660칼로리=165g
단 백 질	1,200칼로리×0.15=180칼로리= 45g
지 방	1,200칼로리×0.3 =360칼로리= 40g

메이요 클리닉 다이어트가 권유하는 다이어트

탄수화물 165g, 단백질 45g, 지방 40g에 맞추기 위해 실제 먹거리로 아침, 오전 간식, 점심, 오후 간식, 저녁으로 구분하여 식단을 짜 보았다.

식당에서 먹는 밥 한 공기는 대략 200g인데 탄수화물 68g, 단백질 6g, 지방 1g이 들어있다. 사과 1개에 탄수화물 30g이 들어있다. 치즈 5장에 탄수화물 2g, 단백질 26g, 지방 23g 들어있다. 메이요 다이어트로 하루에 먹어야 할 양을 아래의 표로 나타냈다. 이렇게 먹으면서 표준 체중이 될 때까지 견디라는 것이다. 견디지 못하면 정신적으로 문제가 있다는 것이다.

아침	간식	점심	간식	저녁
밥 반 공기	사과 1개	밥 한 공기	치즈 10장	밥 반 공기
반찬으로 김치 외에는 먹지 않는다. 제시한 음식 외에는 먹지 않는다.				

메이요 클리닉 다이어트가 권유하는 다이어트

위와 같은 식으로 다이어트를 하면 분명히 적게 먹는 건 사실이다. 하지만 비만인 환자라면 반드시 저혈당증을 경험하게 될 것이다. 아마도 식사하고 난 다음 1시간도 안되어 저혈당증이 나타날 것이다. 결론은 자명하다. 불가능!

정말 살을 빼려면 하루에 800칼로리 미만을 먹으라고 한다. 이것을 800 칼로리고 환산하면 아래와 같다.

탄수화물	800칼로리×0.55=440칼로리=110g
단 백 질	800칼로리×0.15=120칼로리= 30g
지 방	800칼로리×0.3 =240칼로리= 27g

따라서 탄수화물 110g, 단백질 30g, 지방 27g을 먹어야 한다.

이를 먹거리로 바꾸면, 우유 4컵과 밥 반 공기가 된다. (우유 4컵에는 탄수화물 44g, 단백질 32g, 지방 32g이 함유되어 있다.)

하루에 우유 4컵에 밥 반 공기만 먹으라니 역시 불가능이다. '살 빼려거든 이것만 먹고 더는 먹지 말 것. 운동은 꾸준히 할 것' 만일 지키지 못한다면 의지가 박약한 사람이며, 정신적으로 문제가 있는 사람이라는 것이다.

아무리 정신력이 강한 사람이라도 음식 피라미드에 근거한 다이어트는 이름이 무엇이든 현실적으로 실현 불가능하다. 결론적으로 음식 피라미드를 성경처럼 받드는 한 많이 먹을 수밖에 없는 것이다.

이유는 간단하면서 그렇게 자명할 수가 없다. 우리 몸은 탄수화물을 먹으면 먹은 것으로 간주하여 인슐린이란 비만 호르몬이자 노화 호르몬이 분비된다. 간은 인슐린 명령을 받고, 먹은 탄수화물 전부를 지방으로 바꾸어 버린다. 만들어진 지방은 체지방으로 저장된다. 즉 비만으로 연결된다.

그러나 단백질이나 지방을 먹으면 먹은 것으로 여기지 않으며, 인슐린이 분비되지 않는다. 그리고 지방, 즉 먹은 지방과 체지방을 분해하여 오히려 탄수화물을 만들기 시작한다. 그래서 살이 빠진다.

40세라면, 25세부터 15년 동안 늙어온 것이다. 20대의 생기발랄함은 사라진다. 우선 보이는 건 피부인데, 눈에 띄게 변하고 있음을 실감하게 된다. 즉 피부 노화를 보는 것이다. 그런데 피부만 늙는 것이 아니다. 오장육부, 아니 몸 전체가 늙는 것이다. 그래서 인슐린을 분비하는 췌장이나 인슐린의 명을 받아 탄수화물을 지방으로 바꾸는 간도 늙어

있는 것이다. 그래서 효율이 떨어지는 것이다.

간 기능이 노화로 떨어져 있다는 점이 더욱 심각하다. 간은 먹은 탄수화물을 지방으로 바꾸지만, 탄수화물을 먹지 않으면 지방을 탄수화물로 바꾼다. 그래서 간은 탄수화물을 만들어 공급하는 공장이자 지방을 만드는 공장인 것이다.

사람에게 두 개의 간이 있어서 하나는 탄수화물을 만들고, 다른 하나는 지방을 만들었더라면 참 좋았을 것이다. 그러면 몸에 탄수화물을 일정하게 공급하는 공장이 있는 셈이니까. 하지만 이런 일은 없다. 하나의 간이 정 반대의 두 가지 일을 하는 것이다. 그래서 중년 이후가 되면 노화로 간 기능이 저하된다. 식사하면서 먹은 탄수화물을 원료로 지방을 만드는데, 어느 순간 탄수화물이란 원료가 떨어질 때가 오고, 원료가 떨어지자마자 거꾸로 지방을 원료로 탄수화물을 만들어 공급하는 순간이 오는 것이다.

이 교대 순간이 노화로 길어지게 되면 순간적으로 피 속의 탄수화물인 포도당 함량이 떨어지는 현싱, 즉 저혈당증이 발생할 수 있다. 그러면 눈을 뜰 수 없을 정도의 극심한 피로, 식은땀, 감당할 수 없는 의욕상실 등으로 이어진다. 그래서 탄수화물 원료가 떨어지지 않도록 든든하게 먹는 것이다. 소위 말해 잘 먹는 것이다. 그런데 메이요 클리닉 체중감량 다이어트를 보면 저혈당증 발생을 피할 수가 없게 된다. 그래서 지키는 것도 불가능하다고 하는 것이다.

당뇨병에 걸린 사람들을 보면 식욕이 아주 왕성하다. 맛있게 잘 먹고 또 많이 먹는다. 그리고 자주 먹고, 많이 먹는다. 당뇨병에 걸렸다는 것은 먹은 탄수화물이나 체지방으로 스스로 만든 탄수화물이 오줌으로 나온다는 것이다. 그래서 굶은 것과 동일한 현상이 발생한다. 즉 아무리 많이, 그리고 자주 먹더라도 몸은 굶은 상태인 것이다. 비만이면 당뇨병에 걸릴 가능성이 크다. 대개 비만인 사람이 당뇨병에 걸린다는 말이다.

비만은 탄수화물 때문에 온 것이다. 탄수화물을 계속해서 많이 먹는다면 몸은 체지방으로 바꾸어 저장할 것이다. 그렇지만 무한정 체지방으로 저장할 수는 없다.

어느 순간이 되면 탄수화물을 주체할 수 없어 오줌으로 배설하기 시작한다. 몸은 '살기 위해서'라며 소리 없는 신음으로 탄수화물을 배설하면서 '제발 탄수화물을 그만 먹으라'고 애원하고 있는 중이다. 그럼에도 배고픔, 허기짐, 식은땀, 극심한 피로로 나타나는 저혈당증 때문에 많이 먹어둘 수밖에 없는 것이다. 칼로리 감량 다이어트는 그래서 성공할 수 없다.

그러나 황제 다이어트는 탄수화물 섭취를 극도로 제한하고, 되도록 지방을 많이 먹는 것이다. 탄수화물을 먹지 않는다면 인슐린이 분비되지 않으며, 몸은 굶은 것으로 여긴다. 따라서 체지방으로 몸에 필요한 탄수화물을 안정적으로 공급한다. 바로 이점이 핵심이다. 그러므로 배고플 일이 없고, 허기질 일 없으며, 식은땀 날 일 없고, 극심한 피로가 나타날 일이 없는 것이다. 오히려 정신적으로는 아침에 일어나면 정신이 맑고 상쾌한 것처럼 될 것이다.

왜 아침에 일어나면 피로함이 가시고, 정신이 맑고 상쾌한 것일까? 이유는 간단하고 또 간단하다. 자면서 탄수화물을 먹지 않았기 때문이다. 체지방으로부터 몸에 꼭 필요한 양만큼 안정적으로 탄수화물을 만들어 공급했기 때문이다.

살빼기 위한 다이어트를 하는데 칼로리 섭취량을 제한하는 것을 뭐라 하지 않는다. 칼로리 섭취량이 문제가 아니다. 문제는 음식 피라미드에 입각한 탄수화물, 단백질, 지방의 잘못된 섭취인 것이다.

적게 먹는다고 해서 적게 먹은 것이 아니다

점심 식사 후 배고픔을 참다못해 결국 과자를 먹든, 과일 주스를 마시든, 아니면 각종 과일을 먹든, 먹은 것들은 대부분 설탕과 밀가루로 만든 탄수화물 덩어리이다.

말이 좋아 간식이지만 이 역시 탄수화물이 아닌가? 먹은 건 먹은 것일 뿐, 적게 먹은 게 아니다. 지방이나 단백질만 먹었다면 먹은 게 아닌데, 탄수화물을 먹었으므로 일단 먹은 것이다. 먹은 탄수화물은 모두 지방으로 저장된다. 몸은 이미 지방합성 모드로 들어갔으므로, 탄수화물이란 원료를 더 필요로 한다. 그래서 적게 먹을 수가 없게 되고, 간식이 아니라 한 끼의 정식처럼 먹을 수밖에 없는 것이다.

결국 배고픔을 참지 못하고 먹었든, 옆에서 누가 같이 먹자고 해서 먹었든 관계없다. 먹은 만큼 체지방이 늘어난 것이며, 체중 증가에 기여한 것이다. 음식 피라미드를 지키라고 강조하면서 적게 먹으라는 것은 불가능한 일을 하라는 말과 같다. 음식 피라미드에 근거하여 적게 먹고 살을 빼는 것은 기대해서도 안 되고, 할 수도 없는 것이다. 그런 방법으로는 성공한 사람이 없다고 해도 지나치지 않을 것이다.

살빼기 위해서는 운동을 하라고?

운동으로 살을 뺀다는 건 사람들이 매우 잘 알고 있다. 하지만 실제로 운동으로 살 뺀 사람은 없다고 할 수 있다. 필자 친구의 부인은 이제 40대 중반으로 복부에 살이 많이 붙었고, 엉덩이나 허벅지에도 통통하게 살이 쪘다. 그래서 살을 빼기 위해 에어로빅 클럽에 가입하였다. 물론 많은 돈을 들였는데, 매달 회비로 내는 것이어서 클럽에 빠지면 그만큼 손해였다. 즉 에어로빅 클래스를 빠지는 날엔 그냥 회비만 내는 결과가 되는 것이다. 그래서 열심히 다니기로 했단다.

그러나 해본 사람만이 안다. 에어로빅이 얼마나 힘든 운동인가를. 날렵한 몸매의 운동선수 체형을 가진 젊은 남녀 강사가 앞에서 음악 박자에 맞추어 온갖 동작을 연출하고, 학생(?)들은 열심히 따라 해야 한다.

경쾌하고 비트가 빠른 음악에 맞춰 몸을 움직이자니 정신없이 움직여야 한다. 어려운 동작들은 아니었지만, 40대 중반의 부인이 따라 하기에는 쉽지 않은 동작도 많다. 그렇지만 살을 빼기 위해 이 자리에 나왔지 않는가. 그리고 거금을 투자했는데 열심히 따라 해야지. 열심히 따라 하면 운동량이 많아지고, 그러면 살도 빨리 빠질 것이 아닌가. 그래서 친구의 부인은 열심히 하기로 했다.

배우는 도중에 다리를 편 다음 한 바퀴 도는 동작이 나왔는데, 빙그르

돌다가 무릎이 삐끗했다. 아파서 그대로 넘어졌지만, 별 거 아니라고 생각했다. 하지만 뼈에 금이 가서 움직이지도 못하고 병원에 가서 깁스를 해야만 했다. 오랫동안 깁스로 몸을 움직이지 못하니 오히려 살이 더 쪘다.

에어로빅 클래스에서 20대 주부들과 함께 한 것이 잘못이라고, 이제 와서 후회가 들었지만 어쩔 수 없다. 나이별로, 체형별로 건강상태로 살펴 클래스를 운영해야 하지만, 이렇게 여유 있는 장소가 그리 많지는 않을 것이다.

격렬한 운동이 살 빼는 데 반드시 좋은 것은 아니다. 에어로빅과 같이 격렬한 운동을 해야 살이 빠지는 것도 아니다. 천천히 운동을 해도 빠질 살은 빠지는 것이다. 격렬한 운동으로 단시간에 50칼로리를 제거하거나, 천천히 움직이는 운동을 하여 장시간에 걸쳐 50칼로리를 제거하는 것은 같다.

에어로빅 클래스에서 천천히 에어로빅 하는 것이나 천천히 걷는 것은 시간당 에너지 소비량이 209칼로리로 같다. 책상에 앉아 책을 2시간 읽는 것과 같은 에너지를 소비한다. 그렇다고 책상에 앉아 책만 읽으라는 것은 아니지만, 에너지를 어떻게 소비하든 소비되는 양은 같다는 것이다. 다음 페이지의 표로 예를 들어 본다.

격렬한 에어로빅을 1시간 이상 할 수 있겠는가? 근육이 피로해서 할 수 없을 것이다. 하물며 3시간 계속할 수 있는가? 그 정도면 에어로빅 선수도 힘들어할 지경이다. 에어로빅으로 살을 빼려고 한 것은 친구의 부인이 잘못 판단한 것은 아니다. 이 시대가 요구하는 대로 따라 했을 뿐이다. 누구나 다 하는 일일 수도 있다. 하지만 운동을 살을 뺄 수 있다는 것은 사실이 아니다.

생화학의 바이블로 여겨지는 스트라이어(Strayer) 생화학에 나오는 문제다.

> ‘마라톤 전에 밥이나 샌드위치로 대표되는 탄수화물을 섭취하는 게 좋다고 생각할지도 모른다. 하지만 노련한 마라톤 선수는 탄수화물을 먹지 않는다. 이유는?’

답은 탄수화물을 섭취하면 1km도 못가서 주저앉을 것이기 때문이다.

다시 한 번 강조하는데, 잘 먹으면서 운동으로 살을 뺄 수 있다는 환상은 버려야 한다. 운동으로 살이 빠지는 것이 아니라 오히려 몸에 부담만 주는 것이다.

활동		시간당 소비 에너지
에어로빅	심하게	544 칼로리
	중간 강도	340 칼로리
	약하게	204 칼로리
요리		190 칼로리
창문 청소		240 칼로리
운전		166 칼로리
쇼핑		93 칼로리
누워서 쉬기		89 칼로리
앉아서 먹는 행위		117 칼로리
달리기	빠르게	897 칼로리
	중간 정도	612 칼로리
	느리게	476 칼로리
걷기	빠르게	299 칼로리
	느리게	204 칼로리
골프		244 칼로리
청소		224 칼로리
앉아서 글쓰기		118 칼로리
잠자기		80 칼로리
수영		299 칼로리

살을 빼려면 기름기가 많은 음식은 피하라고?

기름기가 많은 음식, 즉 고기를 먹지 말라는 이야기이다. 유치원 때부터 세뇌되기 시작하여 초등학생만 되어도 기름기 많은 비계는 먹으면 안 되는 줄 안다. 큰일 나는 줄 안다. 먹으면 야만인 취급하고, 무식한 사람이라고 간주할 수도 있다. 기름을 먹으면 살이 찐다고 생각하기 때문이다. 그래서 기름기 많은 음식은 죽어라고 피한다. 이 시대의 자화상이다. 시대적 산물이다. 저항할 수 없는 필연일 수도 있다.

탄수화물과 함께 기름을 먹으면 탄수화물은 지방으로, 지방은 지방으로 변해 체지방으로 쌓인다. 하지만 탄수화물을 먹지 않고는 기름만을 아무리 많이 먹어도 인슐린이 분비가 되지 않기 때문에 살로 가지 않는다. 즉 기름이 곧 체지방이 될 수 없다. 이런 조건에서 먹은 기름은 오줌으로 나오거나 호흡으로 공기 중에 방출된다. 살 빼고, 날씬하고, 건강하게 살려면 탄수화물을 먹지 말아야 한다. 대신 기름기 많은 음식을 많이 먹어야 한다.

음식 피라미드를 신성한 신처럼 떠받들고 있다

우리가 살고 있는 이 시대에 과체중이나 비만이 많은 이유는 거의 성서에 준하는 대접을 받고 있는 음식 피라미드 때문이다. 음식 피라미드는 섭취할 칼로리 중 탄수화물에서 60%, 단백질에서 15%, 지방에서 25% 정도의 비율로 먹으라는 것이다. 음식 피라미드 원산지인 미국을 비롯해서 모든 나라가 신처럼 떠받들면서 준수하고 있다. 영양에 관한 한, 먹는 것에 관한 한 음식 피라미드가 관여하지 않는 곳이 없다. 예를 들어 병원식을 살펴보자.

먹는 것을 조절하여 질병에 대처하는 것을 '식사요법'이라 한다. 이것을 영어로는 '다이어트 요법(diet therapy)'이라고 한다.

병원에 입원하면 병원식을 먹게 된다. 입원 환자이긴 하지만 일반인의 식사처럼 제공되는 병원식은 '상식'이라고 하며 회복기의 환자에게 제공되는 것을 '연식'이라고 한다. 둘 다 <한국인 영양권장량>에 기본을 두고 만든 병원식인데, 누구나 입원하면 제공받는 식사다. 이 식사의 칼로리 비율을 보자.

	칼로리	탄수화물	단백질	지방
상식	2,000 (실제 1,970)	300g	80g	50g
	칼로리 섭취 비율	61%	16%	23%
연식	1,700 (실제 1,725)	250g	80g	45g
	칼로리 섭취 비율	58%	19%	23%

음식 피라미드에서 권장하는 탄수화물, 단백질, 지방의 비율을 준수하고 있음을 알 수 있다. 비만환자나 당뇨병 환자에게 제공하는 식사도 마찬가지다. 음식 피라미드에서 권장하는 비율을 그대로 준수하고 있다. 즉 칼로리 섭취량의 60%를 탄수화물로부터 섭취하도록

하는 음식 피라미드를 따르는 경우, 절대로 탄수화물 섭취를 줄일 수 없다. 탄수화물 과다 섭취로 비만이나 당뇨병 또는 고혈압 또는 암에 걸렸는데도 불구하고 탄수화물 섭취는 그대로 60% 내외로 하라는 건 분명 문제가 있다.

칼로리 섭취량에서 탄수화물은 50~60%, 단백질은 20~25%, 지방은 15~20% 비율을 유지하는 것이 음식 피라미드의 핵심이다. 비만 또는 당뇨병 등 어떤 질병이든 관계없이 이 비율은 금과옥조처럼 지켜지고 있다. 그래서 탄수화물 과다 섭취가 문제인데, 이 점을 고려하지 않는 다이어트는 이름이 어떻든 관계없이 문제가 있는 다이어트인 것이다.

10장

황제 다이어트의 원리

에너지를 소모하는 방식

우리 몸은 어느 순간에 한 가지 일만 할 수 있다. 탄수화물을 지방으로 바꾸는 일과 지방을 탄수화물로 바꾸는 일을 동시에 진행할 수 없다. 몸의 어느 한 부분에서는 탄수화물을 지방으로 바꾸고, 다른 부분에서 지방을 탄수화물로 바꾸는 일은 없다. 한 가지 일만 할 수 있는 것이다. 이런 일을 하는 기관은 간이다. 간이 탄수화물을 지방이나 단백질로, 단백질을 탄수화물이나 지방으로, 지방을 단백질이나 탄수화물로 바꾸는 기관이다.

밥 한 공기는 탄수화물이 72g 정도 들어 있다. 하루 세끼를 먹으면 213g을 먹게 된다. 그런데 우리는 얼마나 많이 먹고 있는가. 권장비율을 칼로리로 따지면 탄수화물,단백질,지방의 비율이 65:15:20인데,

대부분 이 비율대로 먹는다고 할 수 있다. 즉 하루에 반찬이 없이 밥 3공기만으로도 탄수화물이 213g이 되며, 믹스 커피 3잔이면 27g, 간식으로 떡이나 과자, 주스, 과일 등을 곁들이면 360g 정도를 매일 먹고 있는 것이다.

이렇게 필요 이상으로 먹은 탄수화물은 모두 지방으로 저장되고, 살이 찌는 원인이 된다. 즉 지방공장이 가동되는 것이다. 그런데 탄수화물 섭취를 아예 중단한다면 어떻게 될까? 필요한 탄수화물을 몸이 스스로 만들어야 한다. 무엇으로부터 만드는가? 지방으로 만든다. 즉 지방이 없어진다. 이걸 '살이 빠진다'고 하는 것이다.

지방이 아닌 단백질로 탄수화물을 만들면 위험하지 않을까? 이런 염려는 할 필요가 없다. 이미 과학자들의 연구로 모두 밝혀졌다. 특히 2차 세계대전 중 유대인 과학자들이 나치수용소에서 굶어 죽어가면서 밝혀놓은 눈물겨운 역사가 있다.

탄수화물을 먹지 않으면, 우리 몸은 먼저 지방으로 탄수화물을 만든다. 지방이 다 떨어져 더는 탄수화물을 만들지 못하면 맨 마지막엔 단백질로 탄수화물을 만든다. 처음에는 근육의 단백질로 탄수화물을 만들지만, 결국 심장 등 생존에 꼭 필요한 기관의 단백질을 빼내어 탄수화물을 만들게 된다. 그러면 죽음이 가까운 것이다.

황제 다이어트의 원리는 간단하다. 우리 몸은 저장된 탄수화물, 지방, 단백질을 사용하는 것보다는 섭취된 탄수화물, 지방, 단백질 사용을 우선적으로 사용한다. 섭취된 탄수화물이나 지방 또는 단백질이 없으면 몸에 저장된 탄수화물, 지방, 단백질을 사용하기 시작한다. 바로 이런 특성을 활용하는 것이다.

첫째, 탄수화물과 단백질 섭취를 최대한 줄이는 것이다. 둘째, 지방을 최대한 많이 먹는 것이다. 즉 케톤식과 근접한 식사를 하는 것이다. 케톤식이 어렵다면 최소한 앳킨스식 다이어트라도* 하는 것이다.

탄수화물과 단백질 섭취를 최대한 줄이는 식사를 하려면 삼겹살이 최고다. 삼겹살 100g에는 탄수화물이 아예 없고, 단백질 5g, 지방 77g이다. 보통 식당의 삼겹살 1인분은 200g이므로, 단백질 10g, 지방 154g이 된다. 여기에 김치, 깻잎, 상추, 쌈장 등을 곁들이면 탄수화물과 단백질의 최소 필요량을 아주 쉽게 초과할 수 있다. 그러므로 탄수화물이나 단백질을 안 먹어서 부작용이 생긴다고 걱정할 이유는 전혀 없는 것이다.

그러면 우리 몸은 자동적으로 지방을 태워 살을 빼는 방식으로 변한다. 즉 탄수화물 합성 공장인 간이 일을 시작하는 것이다. 원료는 지방이다. 먹은 지방이 그냥 변으로 나오는 법은 없다. 삼겹살 많이 먹었다고 변에 기름이 둥둥 떠다니는 것을 본 적은 없을 것이다. 일단 먹은 지방은 모두 몸 안으로 들어가 탄수화물 합성 재료로 사용되기 시작한다. 이러면 살이 빠진다.

성인의 하루 필요한 에너지가 2,200칼로리이므로, 이 에너지 모두가 지방에서 빠진다고 가정하면 최대 220g이 빠지는 것이다. 어떻게? 지방

* 앳킨스 다이어트는 우리나라에서 황제 다이어트와 같다고 여긴다. 탄수화물을 적게 먹고 단백질과 지방을 많이 먹으라는 점에서 황제 다이어트와 원리는 동일하다. 앳킨스 다이어트를 공격하는 사람들은 앳킨스 박사가 2003년 72세로 사망했을 당시의 체중이 116kg이라는 이유로 앳킨스 다이어트가 맞지 않다고 주장한다. 하지만 앳킨스 측에서는 사망 전 실신상태에서 장기간 수액주사로 체중이 늘어난 것이지 그가 비만은 아니었다고 주장한다. 앳킨스 박사가 비만이었는지 아니었는지 관계없이 살이 빠지는 근본원리'를 알고 나면 앳킨스 다이어트에 문제가 있다고 주장하는 사람들이 오히려 문제가 있다는 것을 알 수 있다.

1g은 9칼로리를 내므로, 2,200을 9로 나누면 233.4g이 되는데, 효율을 90%로 본다면 244.4×0.9=220g이 되는 것이다.

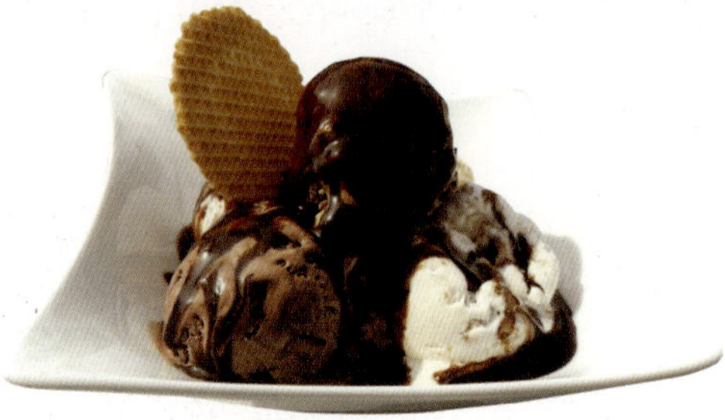

달고 맛있는 아이스크림은 탄수화물 덩어리이기 때문에 먹으면 살로 간다. 즉 지방으로 변해 저장된다.

단식할 경우와 비교해 본다. 예수가 광야에서 40일 동안 단식했다고 하는데, 단식 40일째 몸에서 필요한 탄수화물은 80g이다. 아무것도 먹지 않았으므로 필요한 탄수화물은 지방이나 단백질에서 만들어야 한다. 지방이나 단백질로 탄수화물을 만드는 기관은 간인데, 우리 몸에 필요한 탄수화물을 정확히 공급해 준다. 필요한 탄수화물 80g의 절반인 40g은 뇌가 사용하고, 나머지 40g은 신체 기관에서 사용한다.

이때 몸에 저장되어 있는 지방은 하루에 180g이 없어지고, 단백질은 20g이 없어진다. 우선적으로 지방이 탄수화물 합성에 사용된다는 것을 알 수 있다. 에너지로 말한다면 지방은 1g은 9칼로리, 단백질은 1g은 4칼로리이다. 지방은 180g, 1,620칼로리가 사용되는데 반해, 단백질은 20g, 80칼로리가 사용되는 것을 의미하므로 g, 즉 체지방이 단백질보다 중량으로는 9배, 칼로리로는 20배나 더 사용된다는 것을 의미한다.

아무튼 단식할 경우, 즉 아무것도 먹지 않으면 매일 체지방 180g이 빠지는 것이다.

그런데 탄수화물을 먹지 않고 삼겹살 등으로 지방이나 단백질을 식사로 섭취할 경우는 어떻게 될 것인가? 몸이 필요로 하는 탄수화물의 양은 표와 같이 80g이다. 탄수화물을 먹지 않았으므로 간은 지방을 사용하여 탄수화물을 만드는 탄수화물 공장으로 변하는 것이다. 그래서 먹은 지방이든 이미 몸에 쌓여있는 지방이든 관계없이 무차별적으로 분해되면서 탄수화물이 합성되고, 분해된 지방이 전부 칼로리로 사용될 수 없기 때문에 엄청난 양의 케톤체가 발생하게 된다. 즉 케톤체가 발생했다는 것은 에너지로 사용되지 않는 지방이 분해되고 있다는 것을 의미한다.

단식할 때의 연료 대사

<table>
<tr><th colspan="2"></th><th>단식
3일째(g)</th><th>단식
40일째(g)</th><th>해 설</th></tr>
<tr><td rowspan="2">대 뇌</td><td>탄수화물</td><td>100</td><td>40</td><td rowspan="8">단식 3일째 몸이 필요로 하는 탄수화물은 대뇌가 100g, 나머지 신체에서 50g을 사용하므로 총 150g을 사용한다. 이 150g이 필요한 양이다. 하지만 단식 40일째가 되면 대뇌는 3일째 100g에서 대폭 감소된 40g만 사용하며, 나머지 신체에서 40g을 사용하므로 전체 사용량은 80g으로 줄어든다. 즉 150g에서 80g으로 사용량이 줄어드는 것이다. 간은 몸이 필요로 하는 만큼 정확하게 탄수화물과 케톤체를 만들어 제공한다. 먹지 않으므로 체지방을 원료로 탄수화물을 만들어 제공하는 것이다. 케톤체 역시 지방에서 나온 것이다.</td></tr>
<tr><td>케톤체</td><td>50</td><td>100</td></tr>
<tr><td>기타
신체기관</td><td>탄수화물</td><td>50</td><td>40</td></tr>
<tr><td rowspan="2">연료이동</td><td>지방조직
지방분해</td><td>180</td><td>180</td></tr>
<tr><td>근육단백질
분해</td><td>75</td><td>20</td></tr>
<tr><td rowspan="2">간의
연료 방출</td><td>탄수화물로</td><td>150</td><td>80</td></tr>
<tr><td>케톤체로</td><td>150</td><td>150</td></tr>
</table>

L. Stryer. Biochemistry. p.776. Copyright ⓒ 1995 by Lubert Stryer

황제 다이어트의 원리는 탄수화물 섭취를 최대한 줄이는 것이다. '최대한'이라 함은 단식 수준까지 줄이자는 것이다. 그러나 단식이 쉬운 건 아니다. 단식하면 배고프고 허기지고, 하늘이 노랗게 보일 정도로 현기증이 난다. 식은땀이 날 수도 있고, 힘이 빠져 삶의 의욕을 상실할 수도 있다. 굶는 게 어디 쉬운 일인가. 그래서 먹으면서 굶는 것과 동일한 효과를 내자는 것이다. 그것도 삼겹살 등을 푸짐하게 먹으면서 살 빼자는 것이다. 그리고 단지 밥이나 빵, 떡, 국수, 라면, 과일, 주스, 콜라, 사이다 등 탄수화물이 들어있는 음식만 피하자는 것이다.

배부르게 먹고, 허기진 느낌이 들지 않고, 하늘이 노랠 정도로 현기증이 나지 않고, 식은땀이 나지 않고, 힘이 빠지지 않는 단식을 하자는 것이다. 그러면 살은 빠지게 되어 있다. 쌓여있는 지방은 최소한 180g씩 매일 빠지게 되어 있다. 그런데 먹은 지방이 우선적으로 없어지는 건 아니고 먹은 지방이든 이미 쌓여있던 지방이든 180g보다 훨씬 더 많은 양이 없어지는 것이다. 이때 간이 하는 일은 오로지 지방을 분해하여 탄수화물을 만드는 일이고, 부산물로 케톤체가 발생하는 것이다.

근육은 탄수화물을 전혀 사용할 수가 없고 오로지 지방만을 사용하게 된다. 왜 그럴까? 단식하면 탄수화물이 근육 속으로 들어갈 수 없는 환경이 되지만, 지방은 자유롭게 근육 속으로 들어갈 수 있는 환경이 되기 때문이다. 활동에 필요한 에너지로 지방을 사용하게 되므로 활동을 하면 할수록, 즉 운동 등 활동량이 증가하면 지방은 몸 안에서 더 많이 사라지게 된다. 비계 덩어리에 있던 지방이 탄수화물로 변하기 위해 핏줄을 통해 간으로 이동하면서 활동하는 근육 조직 속으로도 들어가기 때문이다.

운동을 전혀 하지 않는다고 해도 간이 지방을 하루 180g 분해하는데, 여기에 적당한 운동까지 겸하면 200g 이상의 지방이 사라진다고 말하는 것이다. 이게 바로 황제 다이어트의 원리이자 과학적으로 비밀 아닌 비밀이다.

극단적인 황제 다이어트: 케톤식

케톤식, 즉 케톤 다이어트[**]란 말이 있다. 케톤이란 몸 안에 쌓여있는 지방이 분해되면서 발생하는 물질이다. 즉 살이 빠지면서 생기는 물질로서 피나 오줌에 케톤이 있다는 말은 살이 빠지고 있다는 증거이다. 케톤식이란 먹으면 몸에서 케톤이 발생하도록 만드는 식품을 말한다.

간질병을 요즘에는 '뇌전증'이라 부른다. 간질병을 약으로 치료할 수 있다고 하지만, 모든 간질병 환자가 약으로 치료할 수 있는 건 아니다. 아무리 의학이 발달하고 과학기술이 발달했다고 하더라도 약으로 치료할 수 없는 소아 뇌전증 환자가 전체 환자의 25%쯤 된다고 알려지고 있다.

이런 뇌전증 환자를 그대로 내버려둘 수 있는 건 아니다. 최후의 방법이 있다. 바로 케톤식을 먹이는 것이다. 케톤식으로 간질발작을 억제하는 치료법을 사용할 경우 강제로 케톤식을 먹어야 한다. 이에

** '케톤생성 식이요법'이라고도 한다. 영어로는 'Ketogenic Diet', 간단하게 'KD'라고 한다.

관한 감동적인 영화가 있는데 유튜브에서 무료로 볼 수 있다.***

케톤은 지방이 분해되면서, 즉 살이 빠지면서 생기는 성분이라 했다. 몸이 '지방 분해 모드'라는 얘기다. 그런데 케톤이 만들어지는 것을 방해하는 성분도 있다. 무엇일까?

답은 간단하다. 지방을 분해하지 못하게 하는 성분이다. 즉 지방을 분해하지 못하게 한다는 말은 지방을 만들게 한다는 말과 같다. 지방을 만들게 하는 성분은 무엇인가? 바로 탄수화물과 단백질이다. 단백질은 지방과 탄수화물로 변할 수 있다고 했다. 그러므로 탄수화물은 탄수화물이고, 단백질은 탄수화물인 것이다.

케톤식은 케톤이 피와 오줌에서 나타나게 하는 먹거리인데, 무게로 '탄수화물+단백질 대 지방'의 비율이 1.5 : 1은 되어야 비로소 나타나기 시작한다. 즉 탄수화물+단백질로 섭취량이 지방 섭취량보다 1.5배 많아야 한다.

탄수화물이나 단백질은 g당 4칼로리, 지방은 g당 9칼로리다. 에너지로 탄수화물+단백질은 1.5이므로 1.5×4=6칼로리이고, 지방은 1×9=9칼로리가 된다. 따라서 칼로리로 따지면 지방에서 나오는 비율이 1:1.5로 더 많게 된다.

그런데 이 비율이 3배는 되어야, 즉 3:1 이상이 되어야 간질 조절이 잘 이루어진다. 그래서 보통은 지방을 탄수화물+단백질보다 4배로 유지하므로 4:1이 된다.****

*** 영화 「사랑의 기도」(원제: First Do No Harm)

**** 『(케톤 생성 식이요법을 위한) 케톤식 식사가이드』(세브란스병원 소아신경과, 세브란스병원 영양팀, 삼성에버랜드 저, 2013, 싸이프레스)

황제 다이어트로 알려진 미국의 '앳킨스 다이어트'의 경우 비율은 1.66:1로, 케톤식의 4:1보다는 훨씬 지방의 비율이 적고, 단백질의 비율이 많다. 고기를 많이 섭취하게 되면 단백질 섭취량이 늘기 때문이다.

케톤식으로 표를 보면 1,000칼로리를 먹을 경우 지방이 100g, 단백질 15g, 탄수화물 10g이 된다. 우리나라에서 초등학생인 12~14세의 경우 하루 에너지 필요 추정량은 2,400칼로리로 보고 있다. 케톤식으로 환산할 경우 탄수화물 섭취량은 24g이 된다. 30~64세의 경우 2,200칼로리로 보고 있으므로 탄수화물 섭취량은 22g이 된다.

하루 1,000칼로리의 경우 영양소 요구량 및 비율

	열량 (칼로리)	지방 (g)	단백질 (g)	탄수화물 (g)	비율 (지방 : 단백질 +탄수화물)
케톤식	1,000	100	15	10	4:1

* 케톤식은 칼로리 섭취량 중 90%를 지방으로 섭취하는 식사이다. 이 표에서 <지방 : 단백질+탄수화물> 비율은 4:1이다. 음식 피라미드가 권장하는 비율은 거꾸로 3:1이 된다.

케톤식에서 성인의 경우 탄수화물은 22g이 된다. 그러나 22g을 섭취하라는 말은 아니다. 전혀 먹지 않아도 건강에 아무런 이상이 없다. 그러나 요리를 하다보면 어쩔 수 없이 최소한으로 들어가는 탄수화물의 양이 대략 22g정도 된다는 말이다.

탄수화물 22g은 대략 얼마나 될까? 커피믹스 1개에 들어있는 탄수화물이 9g이므로 하루에 믹스 커피 2잔을 마시면 18g이고, 3잔을 마시면 28g으로 22g이 초과된다.

바나나 1개(114g)의 탄수화물 함량은 27g이다. 껍질 벗긴 사과는 128g이면 19g이다. 시중에서 나오는 물병 500ml에 들어있는 사과주스나 콜라의 절반, 즉 250mL를 마시면 탄수화물 30g 이상을 먹게 된다.

케톤식 영양소 요구량 및 비율

	열량 (칼로리)	지방 (g)	단백질 (g)	탄수화물 (g)	비율 (지방 : 단백질+탄수화물)
케톤식	1,000	100	15	10	4:1
12~14세	2,400	240	36	24	4:1
30~64세	2,200	220	33	22	4:1

식빵 한 쪽을 먹으면 13g이므로 두 쪽이면 26g을 먹는 셈이다. 배추김치 100g에 탄수화물이 4.4g 들어있고, 깍두기 100g에는 7.4g이 들어있다. 밥, 빵, 주스, 콜라, 사과, 배, 딸기 등 아무것도 먹지 않고 김치나 깍두기를 맘대로 먹을 수 있다는 것을 알 수 있다. 그래도

탄수화물 22g 먹는 것은 식은 죽 먹기보다 더 쉬워 보인다.

예를 들면 아침, 점심, 저녁 모두 김치만 먹으면서 커피믹스 3잔을 마실 경우 30g보다 훨씬 더 많은 탄수화물을 먹게 되는 것이다. 단백질도 성인은 35g 정도 먹으면 되는 것이다. 케톤식의 경우 탄수화물 35g 정도를 먹게 된다.

결론적으로 케톤식의 경우 총 에너지의 90%를 지방으로 섭취하는 것이다. 소아뇌전증 환자는 케톤식을 강제로 먹어야 하는데, 이들의 건강에 문제가 있다는 말은 없다. 우리나라에서도 2013년에 『케톤식 식사 가이드』라는 책이 나왔으니까 말이다. 그래도 탄수화물이나 단백질을 많이 섭취해야 한다고 주장할 것인가?

케톤식을 하게 되면 탄수화물이 거의 들어있지 않으므로 아이들이 오히려 먹지 않으려고 해서 문제이지 설사나 복통 등 음식 자체로 인한 부작용은 훨씬 적다고 알려져 있다. 부작용이 없다는 말이다. 탄수화물을 적게 섭취해서 저혈당증이 문제라고 할지 모르나 저혈당증세가 나타나는 경우는 거의 없다고 해도 과언이 아니다.

산성증이 문제라고 주장하는 경우도 있다. 즉 케톤은 산의 일종이므로 피에 존재하면 케톤증이라고 하고, 오줌에 존재하면 케톤뇨증이라 한다. 우선 이름 자체가 질병이라는 의미를 포함하고 있는 것 같아서 별로 좋은 이름은 아니다. 산의 일종이라서 피를 산성으로 만든다고 해서 산성증 또는 산독증을 일으킨다 해서 문제를 삼는데, 역시 이름 자체가 풍기는 뉘앙스가 문제다. 그래서 케톤증을 방지하기 위해서는 탄수화물을 충분히 먹으라고 한다. 마치 탄수화물을 먹어야 할 이유처럼 보인다. 오히려 케톤이 발생해야 뇌전증 발작이 억제되는 것을 보면 케톤으로 인한 산성증은 권장되어야 하는 것이지, 산성증이 발생한다고 겁을 줄 필요가 없는 것이다. 왜냐하면 케톤으로 인한 산성증을 방지하기 위하여 산성증을 없애는 약을 투여하면 발작이 증가하기 때문이다.

케톤이 오줌에 나타나는 현상을 케톤뇨라 하는데, 케톤은 오줌으로 나와도 병이라 하지 않는다. 당이 오줌으로 나오면 당뇨병이라 하지만, 케톤이 오줌으로 나온다는 것은 오히려 살이 빠지고 있다는 긍정적 신호이자 비만이란 질병이 치유되고 있다는 증거인 것이다.

지방은 아무리 많이 먹어도 탈이 없다. 케톤식은 총 칼로리의 90%까지 지방으로 섭취하도록 설계되어 있다. 지방은 아무리 많이 먹어도 몸에 아무 탈을 일으키지 않고, 필요하지 않은 여분은 모두 케톤으로 배설되는 것이다. 케톤은 오줌으로도 배설되고, 허파를 통해 호흡으로 배출되기도 한다. 전혀 문제없는 현상으로, 오히려 비만이란 질병이 치유되는 현상이다.

케톤생성 식이요법과 영양학 교과서

케톤이 뭔지 자세히 알아볼 필요가 있다. 쉽게 말해 케톤은 몸에서 체지방이 사라지고 있을 때 만들어지는 지방이다. 지방에 수많은 이름들이 있고, 케톤도 지방의 다른 이름 중 하나인 것이다.

케톤의 종류는 한 가지가 아니다. 케톤체(ketone bodies)라고 해서 매니큐어 제거할 때 사용하는 아세톤도 있고, 아세토아세테이트, 베타-

히드록시부티르산 등이 있다. 이 세 지방은 우리 몸에서 정상적으로 만들어지고 사용되며, 불필요한 양은 아세톤과 같은 경우는 숨 쉬면서 배출되고, 나머지는 오줌으로 배설된다. 하지만 여기에서는 케톤이란 이름으로 통일한다.

단식할 때 또는 당뇨병에 걸렸을 때는 케톤이 발생한다. 단식할 경우 아무것도 먹지 않으므로 몸에 저장된 지방, 즉 체지방으로 살아야 하는데, 이 체지방이 분해될 때 만들어지는 것이다. 단식하면 살 빠진다는 건 말 안 해도 다 알 것이다.

당뇨병에 걸려 치료받지 않거나, 제대로 된 치료를 받지 못하면 비정상적으로 엄청난 양의 케톤이 만들어진다. 당뇨병이란 질병에 걸렸기 때문에 발생하는 것이다.

어릴 때는 당뇨병이 없었는데, 성인이 된 이후에 걸리는 경우를 성인 당뇨병이라 한다. 성인이 되면 더 이상 성장하지 않는다. 그래서 어릴 때처럼 탄수화물을 먹으면 안 된다. 그런데도 어릴 때부터 먹던 습관대로 계속 탄수화물을 먹거나 필요 이상으로 더 먹게 된다. 먹은 탄수화물 중 사용하고 남은 것은 체지방으로 저장된다. 그래서 과체중이 되고 비만이 된다.

이런 비만 상태에서도 평소 습관대로 탄수화물을 계속 먹으면 몸이 더 이상 체지방으로 저장할 여력이 없게 된다. 그래서 지방으로 변하지 못하고 피 속을 떠돌게 되는 탄수화물이 많아지는데, 우리는 이런 현상을 '고혈당증'이라고 부른다. 그런 상태인데도 불구하고 계속 탄수화물을 먹으면 피에 들어있는 탄수화물이 지방으로 바뀌지 못하고, 오줌으로 나오게 되는데, 이것이 당뇨병이다.

당뇨병이 오기 전에 체중이 늘어나고 과체중이 되며, 비만이 먼저 온다는 것을 알 수 있다. 그래서 당뇨병의 원인 중 하나를 비만이라 하는 것이다.

당뇨병이 오면 먹은 탄수화물은 오줌으로 배설되는데, 이 질병 때문에 생기는 결과이다. 그러면 먹은 탄수화물이 오줌으로 배설되므로 먹어도 먹은 게 아니라고 할 수 있다. 그래서 탄수화물을 많이 먹는데도 불구하고 탄수화물 결핍이 발생할 수 있다.

그러면 간은 체지방을 이용하여 몸에 필요한 탄수화물을 만들어 공급하기 시작한다. 즉 많이 먹어도 당뇨병 환자는 체지방을 이용하기 시작하는 것이다. 당뇨병이 진행되면 될수록, 즉 당뇨병에 걸리고 나서 시간이 경과하면 할수록 체지방을 이용하는 양이 많아진다. 이건 탄수화물을 아무리 많이 먹더라도 체지방을 이용하게 된다는 말이다. 탄수화물을 많이 먹으면 먹을수록 당뇨병은 더욱 더 악화된다. 악순환이 시작되는 것이다.

아무리 먹어도 부족한 탄수화물을 보충하기 위해 체지방을 사용하다보니 체중이 점차 감소한다. 그러다 당뇨병 말기가 되면 쇠꼬챙이처럼 깡마른 사람이 되고, 급기야는 저승사자의 안내를 받게 된다.

당뇨병 환자는 호흡을 통해 케톤 중 하나인 아세톤을 배출한다. 당뇨병 환자의 입김에서 아세톤 냄새가 나는 것을 느낀다면(때로는 향긋한 냄새로 느낄 수도 있다), 이미 당뇨병 중증이라는 것을 의미한다.

정상적인 사람이 장기간 단식하는 경우에도 아세톤 냄새가 나기도 하지만, 입김에서 거의 냄새를 느낄 수 없다. 정상적인 사람은 몸에 필요한 탄수화물을 만들기 위해 아세톤을 사용하기 때문이다.

케톤은 활동에 필요한 에너지원으로 중요하다. 심장과 콩팥은 활동하는 데 필요한 에너지를 탄수화물을 사용하는 게 아니라 지방을 사용한다. 정말로 지방, 즉 케톤을 사용하는 것이다.

뇌는 필요한 에너지로 보통 탄수화물을 사용한다. 하지만 단식을 할 경우 아무것도 먹지 않으므로 체지방으로 생존할 수밖에 없다. 체지방으로 몸에 필요한 탄수화물도 만들고, 단백질도 만들며, 에너지로도 사용한다. 그러면 뇌는 전체 에너지 사용량의 75%가 케톤이란 지방이 되고, 나머지 25%가 포도당이란 탄수화물이 된다. 즉 케톤은 우리 몸에서 정상적으로 만들어지는 지방인 것이다.

하지만 당뇨병 환자의 경우는 다르다. 인슐린 의존성 당뇨병 환자들은 당뇨병이 심해져서 인슐린 주사를 맞지 않으면 안 되는 경우에 해당한다. 인슐린 의존성이란 말은 몸에서 만드는 인슐린이 부족하므루 외부에서 주사로 맞는 인슐린에 의존해야 할 정도로 중증인 당뇨병 환자라는 의미이다. 이렇게 심한 당뇨병 환자는 인슐린을 주사로 보충해야 하는데, 보충을 받지 못할 경우가 종종 발생한다. 그러면 인슐린 부족으로 일시적으로 케톤이 대량 발생하게 된다.

케톤은 일종의 산(酸)이다. 산이란 뭔가? 식초를 연상하면 될듯하다. 식초를 식초산이라 부르기도 한다. 그래서 산성증, 즉 피가 산성화하는 상태가 된다. 산성증이 발생하면 몸 구석구석이 망가지기 시작한다. 특히 신경세포가 잘 망가지며, 실명 등이 발생할 수도 있다.

영양학 교과서에 일반적으로 실려 있는 케톤에 관한 내용으로 영양학자나 다이어트 의사에게 폭넓게 인용되는 내용들을 소개한다.***** 실제로 우리 몸에서 일어나는 현상을 따져보면 케톤 발생은 지극히 정상적임을 알 수 있다.

첫째, 포도당이 부족하면 지방산이 완전하게 산화되지 못하고 중간 분해산물인 케톤체를 합성하게 된다고 주장한다. 하지만 케톤체는 포도당이 부족해서 지방산이 완전하게 산화되지 못하는 게 아니다. 케톤체는 지방산이 산화되면서 정상적으로 만들어지며, 위에서도 보았듯이 심장이나 콩팥은 포도당이란 탄수화물보다는 케톤이란 지방을 주로 사용한다.

둘째, 케톤체는 간을 제외한 대부분의 세포에서 에너지원으로 쓰이며, 뇌는 장기간의 기아상태에서 포도당을 에너지원으로 사용한다고 주장한다. 하지만 간도 케톤을 에너지원으로 사용하며, 위에서 본 바와 같이 뇌는 장기간의 기아상태에서 포도당이란 탄수화물보다 케톤이란 지방을 4:1의 비율로 더 많이 사용한다.

셋째, 장기간의 공복 또는 기아상태는 축적지방이 산화되어 에너지를 공급하므로 케톤체가 정적인 대사 속도 이상으로 되어 혈액 내에 높아지게 되며 심하면 케톤증이 발생한다고 주장한다. 여기에서

***** 『고급영양학』(구재옥 공저, 2013, 파워북), p.131 인용

장기간의 공복 또는 기아상태란 단식을 의미한다. 단식할 경우 아무것도 먹지 않으므로 축적지방, 즉 체지방을 에너지로 사용하고, 몸에 필요한 탄수화물이나 지방을 만드는 데 사용한다. 체지방을 사용하게 되면 케톤이 발생하는 건 당연하다.

간은 체지방을 케톤으로 바꾸어 피에 내보내면 심장이나 콩팥 그리고 뇌 등이 피로부터 공급받아 케톤을 사용한다. 케톤증이라 하는데, 이건 질병이라는 냄새가 풍기지만 질병은 아니다. 단식투쟁하는 사람은 케톤증이 발생하고, 케톤이 오줌으로 나오기도 하므로 케톤뇨증이 발생한다고 할 수 있다. 하지만 당뇨병, 특히 인슐린 의존성 당뇨병 환자의 경우는 병적으로 케톤이 발생하는 것이다.

먹어도 먹어도 배가 고프니 계속 먹어댄다. 먹은 탄수화물을 사용하지 못하고 오줌으로 배설하기 때문이다. 그래서 체지방을 사용하여 탄수화물을 만들게 되는데, 스스로 만든 탄수화물도 사용할 수 없게 되므로 체지방을 대량으로 사용할 수밖에 없게 된다. 결국 병적으로 케톤이 많아지고 산성증이 발생하게 되는데, 이건 저승사자가 문 앞에서 대기하고 있다는 말과 같다.

넷째, 케톤체는 이상 대사산물로 체액의 배출을 낮춘다고 주장한다. 하지만 케톤체는 이상 대사산물이 아니다. 정상적인 대사산물이다. 심장, 콩팥, 뇌, 그리고 간 등 중요한 기관은 평상시에도 케톤체를 사용한다.

다섯째, 케톤증의 증상으로 소변량이 증가하고, 식욕감퇴와 구토가 나타나며 심하면 혼수상태가 될 수도 있다고 주장한다. 당뇨병은 포도당이란 탄수화물이 오줌에 섞여 나오는 병이다. 탄수화물은 물에 녹아 있다. 그래서 탄수화물이 오줌으로 나오게 되면 탄수화물을 녹이는 물도 함께 나오기 때문에 소변량이 증가하는 것이다. 병적인 상태다. 심한 당뇨병 환자는 혼수상태가 되는 경우가 있는데, 우리는 혼수상태를 실신한 상태라고 한다. 당, 즉 포도당이 넘쳐흘러 오줌으로 나오는 상태가 되어도 이용할 수 없으면 없는 것이나 마찬가지다. 그래서 혼수상태가 올 수도 있는 것이다.

그러나 기아상태 또는 단식 상태일 경우는 다르다. 질병이 아니기 때문이다. 특히 먹을 것이 없어 강제로 굶어야 하는 기아상태나 일부러 아무것도 먹지 않는 단식 상태나 나타나는 현상으로 발생하는 케톤증은 같다. 아무것도 먹지 않는데 식욕감퇴를 걱정할 필요가 없다. 단식하면 혼수상태가 된다는 말은 들어 본적도 없다.

여섯째, 케톤증으로 인하여 산독증이 심해져 혈압이 떨어지고 순환기계 작용이 급강하면 사망할 수도 있다고 주장한다. 케톤은 산으로서 피에 많아지면 산성증이 일어난다고 했다. 산성증을 독하게 말하면 산독증(酸毒症)이다. 산성증이 심하면 산독증이라 할 수도 있겠다.

말 그대로 저승사자가 문 앞에서 대기하고 있는 상태가 될 수도 있는 것이다. 위에서 살펴본 바와 같이 중증인 당뇨병 환자에게서 나타나는 현상이지, 단식하는 사람에게서 나타나지 않는다.

케톤증의 진짜 얼굴

이제 케톤증을 자세히 살펴보자. 대학원에서 쓰이는 『Stryer 생화학(Biochemistry)』이라는 교재는 생화학 분야의 고전에 해당하는 책이다. 이 책 691페이지에 나와 있는 내용이다.

이 세상에 존재하는 어떠한 약으로도 치료되지 않는 간질 즉 뇌전증 어린이 환자가 총 환자의 25% 정도가 된다고 했다. 이들에게는 강제적으로 몸에서 케톤이 발생하게 하는 케톤생성 식이요법, 즉 케톤식을 먹여야 한다.

보통 에너지 섭취비율로 탄수화물+단백질 대 지방이 1:3 이상부터 효과를 발휘한다. 케톤식이라 하면 이 칼로리 섭취 비율은 1:9가 되고, 무게로 비교하면 1:4가 된다. 1,000칼로리를 섭취할 경우 탄수화물과 단백질로 20%인 100칼로리, 나머지 900칼로리는 지방을 섭취하는 것이다. 하루 2,000칼로리를 섭취한다면 지방 200g, 단백질 30g, 그리고 탄수화물 20g의 비율로 섭취해야 한다는 것이다.

책의 내용 일부를 그대로 옮겨본다.

> "케톤식을 먹으면 근본적으로 신체는 강제적으로 지방과 케톤체가 주 연료원이 되는 기아상태로 들어가게 된다."

이 말이 의미하는 바는 무엇인가. 케톤식을 먹어도 기아상태, 즉 굶은 상태가 된다는 것이다. 지방과 단백질이 풍부한 케톤식을 먹었는데, 먹은 게 아니라는 것이다.

어린이가 하루 섭취해야 할 칼로리는 대략 2,000칼로리다. 케톤식으로 지방 200g, 단백질 30g으로 지방을 대량으로 먹고, 탄수화물은 20g을 섭취하는 것이다. 탄수화물 20g이 얼마인지 가늠할 수가 없을 것이다. 커피믹스 1봉에 9g이 들어 있으니, 탄수화물 20g은 커피믹스 2봉에 들어 있는 양이다.

황제 다이어트는 케톤식보다도 케톤 발생량이 훨씬 적다. 13장에 소개한 대로 두부로 황제 다이어트를 할 수도 있다. 말 그대로 두부 요리만 먹어 살을 뺀다는 얘기다.

두부 한모(500g)에 들어있는 탄수화물은 22g, 단백질은 80g, 지방은 44g이다. 탄수화물+단백질 대 지방의 무게 비율은 7:3이고, 에너지 비율로 따지면 대략 1:1이 된다.

에너지 비율 1:1은 케톤식 1:9에 비하면 정말 무시해도 될 수준이다. 그래서 잘 먹으면서 살 빼자는 것이다. 극단적인 단식 또는 기아상태가 되지 않으면서 살 빼는 원리를 적용한 것이 황제 다이어트인 것이다.

쉽게 이해하는 황제 다이어트

먹는 행위를 기준으로 설명하면 첫째는 '아무것도 안 먹는 것'이다. 굶는다고도 하고, 단식한다고도 한다. 누군가 단식투쟁을 한다는 뉴스를 보면 아무것도 안 먹고 물만 마시면서 20일 정도 단식하는 경우가 있다. 둘째는 삶은 달걀 세 개를 소금에 찍어 아침 식사로 먹었다. 셋째는 옥수수를 가공한 시리얼에 우유를 부어 먹었다.

우리 몸은 아무것도 먹지 않은 첫 번째와 삶은 달걀 세 개 먹은 두 번째를 '아무것도 먹지 않은 것'으로 취급한다. 세 번째 경우에만 먹은 것으로 취급한다.

왜 그럴까? 달걀 세 개에 들어있는 단백질은 42g, 지방은 26g이 들어 있으나 탄수화물은 3g 미만이라 없다고 간주하기 때문에 먹지 않은 것이다. 하지만 시리얼만 해도 단백질 2g, 지방은 4g이 들어있고, 탄수화물은 30g 이상이 들어있어 먹은 것으로 취급하는 것이다. 즉 우리 몸은 탄수화물을 먹으면 먹은 것으로 간주한다. 우리가 먹은 탄수화물은 독이기 때문에 해롭지 않은 지방으로 바꾸어 저장하지 않으면 안 된다.

결론은 단백질이나 지방만 먹을 경우, 먹은 게 아니므로 굶는 것과 동일하다는 것이다. 우리는 아무것도 먹지 않으면 살이 빠질 것이라는 걸 안다. 인터넷에서 '아프리카 기아문제' 등의 검색어를 치면 장기간 굶어서 삐쩍 마른 모습들을 쉽게 찾아볼 수 있다.

굶으면 살, 즉 체지방이 빠지는 이유는 체지방을 사용하여 생존하기 때문이다. 체지방을 이용하여 몸에 필요한 탄수화물과 단백질을 만들고, 또 에너지로 사용하면서 생존하는 것이다.

탄수화물은 독이지만, 또한 몸이 필요로 하기 때문에 엄격하게 관리하지 않으면 안 된다. 그래서 일단 몸에 들어온 탄수화물은 전부 지방으로 바꾸어 저장한다. 일단 탄수화물이란 독을 제거하는 것이다. 그리고 몸에 필요한 만큼만 스스로 만들어 공급하는 편이 안전한 것이다. 인간은 이러한 방식으로 적응하고 진화했다.

지방이나 단백질에 몸에 들어올 경우 인슐린이란 비만호르몬이 분비되지 않는다. 하지만 탄수화물이 들어오는 즉시 비만호르몬이 분비되기 때문에 지방으로 바뀌는 것이다. 인슐린이란 비만 호르몬이 분비된다는 것은 비만이 시작됐다는 신호이다. 즉 비만의 원인은 탄수화물이지 지방이나 단백질이 아니다.

아침 식사로 달걀 세 개만 먹었다면 탄수화물을 먹지 않은 것이다. 인슐린이 분비되지 않는다. 따라서 달걀이라는 단백질과 지방을 아침 식사로 먹었어도 우리 몸은 간밤에 이어 아무것도 먹지 않았다고 간주한다. 따라서 체지방으로 몸에 필요한 탄수화물을 만들어 공급하기 때문에 아무것도 먹지 않은 사람과 동일하게 체지방, 즉 살이 빠진다.

그러면 달걀을 먹을 때 몸에 들어오는 단백질과 지방은 어떻게 될까? 먹은 것이 아니므로 체지방과 동일한 운명을 겪으며 사라진다. 허파를 통해 공기 중에 방출되거나 오줌으로 나오게 된다. 단백질이나 지방은 살, 즉 체지방으로 되지 않는다.

만약 7일 동안 달걀만 먹고 살았다고 하자. 이 사람은 먹은 것일까? 먹지 않은 걸까? 우리 몸은 먹지 않은 것으로 간주한다. 1주일 7일 동안 아무것도 먹지 않은 사람과 똑같이 취급하는 것이다. 그래서 7일 단식한 사람처럼 동일하게 몸무게가 빠진다.

11장

황제 다이어트 준비하기

누구나 실천할 수 있는 황제 다이어트 준비

달걀, 닭고기, 쇠고기, 돼지고기 또는 어류, 즉 생선이 주 메뉴가 된다. 그리고 낙지볶음, 돼지고기 깨튀김, 소갈비 고이, 소고기 꼬리곰탕, 오징어볶음, 고등어 된장구이, 꽁치구이, 동태구이, 생선회, 닭도리탕, 두부튀김, 탕수육, 소등심, 꽃등심, 닭튀김 등 고기 들어간 메뉴가 많고, 튀김류도 많다.

일일이 준비하려면 쉽지 않을 것이다. 매 식사 때마다 준비하여 먹기도 쉽지 않다. 그래서 어떡하라고. 답은 너무 간단하다. 우선 다음 표를 보면 1주차 첫날이나 5주차 마지막 날이나 메뉴에 큰 차이가 없다는 것을 알 수 있다. 그만큼 황제 다이어트는 실행하기 쉽고 어렵지 않으며, 또한 간단하고 간편하다는 것이다.

	1주	2주	3주	4주	5주
아침	아침은 계란후라이를 권장하지만, 굳이 먹을 필요는 없다.				
점심 또는 저녁	낙지볶음 등 각종 생선요리, 소갈비 닭튀김 삼겹살 등 각종 고리 요리를 먹는다. 본문에 요리요령을 설명해 놓았다.				

이제 하나 하나 설명해본다.

낙지볶음을 좋아한다면 낙지볶음 제일 잘하는 식당에 가서 낙지볶음을 7인분 주문하되 1인분씩 포장해달라고 하면 된다. 집에 와서 냉동실에 저장한다. 먹고 싶을 때마다 전자레인지에 데워서 먹으면 된다. 바로 음식점에서 내온 낙지볶음과 전혀 차이가 없음을 알 것이다. 이것도 어렵다고 생각하는가?

소갈비를 좋아한다면 소갈비 제일 잘하는 식당에 가서 소갈비 7인분을 주문하되 1인분씩 포장해달라고 하면 된다. 집에 와서 냉동실에 저장한다. 먹고 싶을 때마다 전자레인지에 데워서 먹으면 된다. 바로 음식점에서 내온 소갈비와 전혀 차이가 없음을 알 것이다. 이것도 어렵다고 생각하는가?

닭튀김을 좋아한다면 닭튀김 제일 잘하는 식당에 가서 닭튀김 7인분을 주문하되 1인분씩 포장해달라고 하면 된다. 집에 와서 냉동실에 저장한다. 먹고 싶을 때마다 전자레인지에 데워서 먹으면 된다. 바로 음식점에서 내온 닭튀김과 전혀 차이가 없음을 알 것이다. 이것도 어렵다고 생각하는가?

위의 메뉴를 전부 이런 식으로 준비하면 된다. 1주일에 한 번만 준비하면 7일 먹을 것은 준비된 것이다. 매번 전자레인지에서 먹고 싶은 것을 데워 먹으면 된다. 황제 다이어트를 실천하는 것은 이렇게 간단하고 쉽다. 이것도 어렵다고 생각하는가?

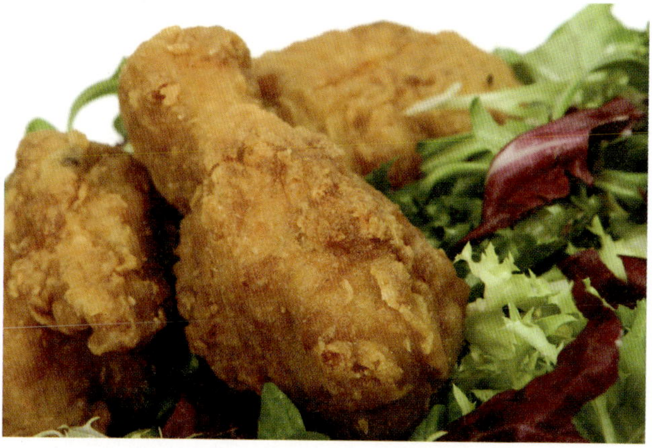

닭튀김은 밀가루로 무치지 말고 직접 기름에 튀긴다.

아침은 달걀을 권한다. 5주 5일이니 달걀이 70개다. 달걀을 삶아 먹고 싶으면 1주일분 14개를 삶아 냉장고에 저장한다. 매번 2개씩 꺼내 전자레인지에 데워 먹으면 된다. 프라이를 해서 먹고 싶으면 1주일분 12개를 한꺼번에 프라이 해서 7개 분량으로 나누어 냉장고나 냉동고에 저장해 놓고 한 봉지씩 꺼내 데워 먹으면 된다. 이것도 힘든가?

삼겹살을 먹고 싶으면 삼겹살 요리집에 가서 일주일분, 즉 7인분을 요리해 달라고 하고, 7개 봉지로 나누어 싸달라고 하면 좋아할 것이다. 집에 가져와 냉장고에 넣어두고 먹고 싶을 때 꺼내 전자레인지에 데워 먹으면 된다. 깻잎, 상추나 김치 등 반찬류는 맘대로 먹어도 된다. 마늘과 파도 곁들이면 좋다.

요즘은 반찬류만 파는 집도 많아 혼술, 혼밥 하는 사람들 편하게 생겼다. 고추장, 된장, 쌈장은 슈퍼에 가면 얼마든지 구입할 수 있다. 특히 양념이 듬뿍 들어간 쌈장도 판다. 불고기, 등심, 삼겹살 먹을 때 곁들이는 쌈장을 스스로 만들어 먹을 수도 있다.

필자가 만들어 먹는 쌈장은 다음과 같다. 고추장 3숟갈, 된장 1숟갈, 쌈장 1숟갈, 마늘 다진 것 1숟갈, 양조간장 1숟갈, 식초 1숟갈 넣고 버무리면 끝난다. 한 번 만들어 놓으면 1주일은 거뜬하다. 이건 만능 쌈장이라서 마늘이나 오이 등을 찍어 먹어도 된다.

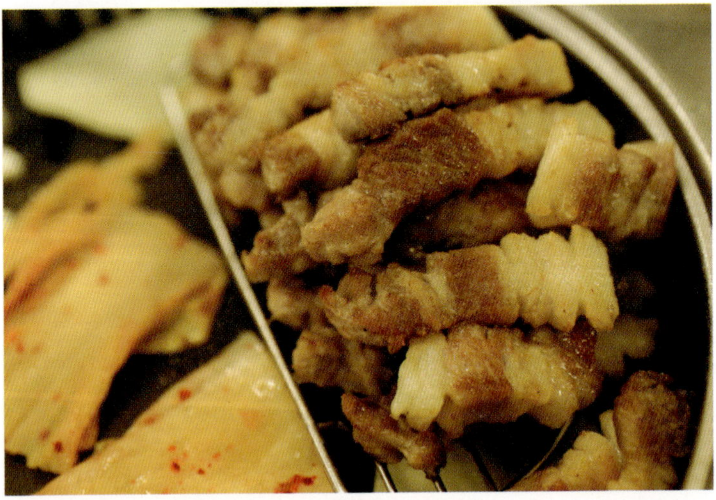

마늘이나 쌈장, 고추에 탄수화물이 들어 있다고 해도 양이 적기 때문에 문제가 되지 않는다. 맘껏 먹어도 된다. 하지만 이 외에 밥 등으로 탄수화물을 추가로 먹으면 지방으로 변해 저장되고, 삼겹살에 들어있는 지방도 몸에 저장되므로 살찌는 속도가 증가할 것이다.

상추나 깻잎은 계절에 구애받지 않고 얼마든지 구입할 수 있다. 김치도 만들려고 애쓸 필요 없다. 그냥 구입하면 된다.

돼지고기, 닭고기, 쇠고기, 참치, 낚지 등 무엇을 먹든 김치는 우리에게 없어서는 안 된다. 만들기가 쉽지는 않지만, 구입하면 된다. 실제로 직접 만드는 것보다 구입해서 먹는 게 더 싼 세상이 되었다. 종류도 가지가지다. 원하는 종류, 발효 정도까지 다양하므로 자신의 취향에 따라 사서 먹으면 된다. 이렇게 쉬운 세상이다.

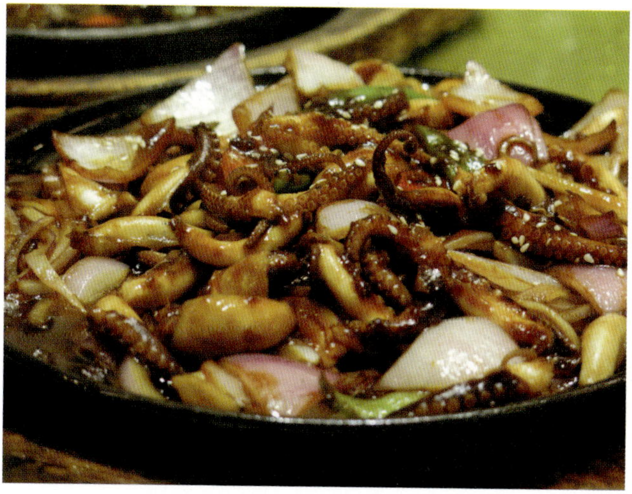

낙지볶음은 황제 다이어트 음식으로도 훌륭하다.

집에서 만들어야 하는 것은 하나도 없다. 전부 구입 가능하다. 정 시장에 나가기 싫고, 마트에 가기도 싫으면 인터넷으로 주문하면 된다. 그러면 집까지 배달해 준다. 가격도 마트에 가서 구입하는 거나 인터넷으로 구입하는 거나 별반 차이 없다. 오히려 인터넷을 통해 구입하는 것이 더 쌀지도 모른다. 1주일 먹을 분량을 주문해서 매번 한 끼 식사용으로 나누어 냉장고에 저장해 두고 하나씩 꺼내 먹으면 된다. 직장인이라면 직장으로 가져가서 먹으면 된다. 돈을 아낄 수도 있다.

반찬류 100g당 탄수화물, 지방, 단백질 함량(g)

식품명	탄수화물	지방	단백질
깍두기	7.4	1.6	0.3
배추김치	4.4	0.2	1.4
열무김치	4.9	0.6	2.2
오이소박이	4.9	0.9	1.7
총각김치	5.6	0.6	2.3
파김치	9.1	1.2	3.0
마늘쫑무침	28.4	0.8	2.7
연근조림	60.2	1.3	2.1
양조간장	9.3	0.1	7.6
개량고추장	47.3	0	5.6
초고추장	45.5	0	4.4
쌈 장	29.6	4.6	10.1
고춧가루	57.2	10.0	14.9
개량(양조)된장	15.0	3.7	11.1
라면스프	37.2	3.1	17.4
마늘다짐(페이스트)	37.0	0.5	4.7

왼편의 표는 반찬류 100g에 들어있는 탄수화물, 지방, 단백질의 함량을 나타낸다. 그리고 아래의 표는 음식점에서 고기를 먹을 때 곁들여 먹는 채소류 100g에 들어있는 탄수화물, 지방, 단백질 함량을 나타낸다.

채소류 100g당 탄수화물, 지방, 단백질 함량(g)

식품명	탄수화물	지방	단백질
갓(생것)	7.3	0.2	3.5
청양고추(생것)	5.9	0.2	1.6
오이고추(생것)	6.0	0.2	1.2
풋고추(생것)	4.6	0.8	1.4
들깻잎(생것)	7.9	0.4	4.0
마늘(생것)	30.0	0	5.4
마늘(생것,	23.2	0.1	5.9
결구상추(생것)	1.3	0.2	0.9
잎상추(생것)	3.7	0.2	1.7

마늘에 의외로 탄수화물이 많이 들어있는 것을 알 수 있다. 마늘은 익히면 맵지 않아 많이 먹어도 괜찮은데, 사실은 탄수화물을 많이 섭취한다는 점을 고려하여 그냥 생마늘을 다지거나 잘게 썬 것을 쌈장에 섞어 상추나 깻잎에 싸먹는 정도가 좋을 것이다.

황제 다이어트를 하며 음식점에서 삼겹살이나 등심 등을 먹을 경우

김치나 깻잎, 상추 등을 맘대로 먹어도 된다고 하는 이유는 탄수화물 함량이 적기 때문이다. 탄수화물을 아예 먹지 않는다고 하더라도 20g 정도는 먹지 않을 수 없다. 하지만 이 정도의 양은 별로 문제가 안 된다.

12장

황제 다이어트 시작하기

고기만 먹으면 황제 다이어트일까?

이 시대는 모든 게 풍요의 시대이지만, 중요한 점은 먹거리가 매우 다양하고, 큰 돈 들이지 않고 맘대로 골라 먹을 수 있는 시대라는 점이다. 우리나라에서 생산되지 않는 것이라도 사시사철 먹을 수 있다.

시장에 갈 필요도 없다. 인터넷으로 이 세상 어느 곳에 있는 것이면 직접 주문하면 택배로 오는 세상이 되었다. 없어서 못 먹는다는 말은 거짓인 세상이 된 것이다. 그런데 먹는다는 게 뭔가? 무엇을 먹으면 먹었다고 하는가? 바로 탄수화물이다. 탄수화물을 먹었으면 먹은 것이고, 먹지 않았으면 먹지 않은 것이다. 이점이 중요하다.

탄수화물을 먹었으면 식사한 것이고, 먹지 않았으면 식사하지 않은 것이다. 우리 몸은 지방이나 단백질을 먹었다면 먹지 않은 것으로 간주한다. 굶고 있는 것, 단식한 것으로 본다.

황제 다이어트는 탄수화물 섭취를 대폭 줄이기 때문에 우리 몸이 먹지 않은 것으로 착각하도록 만드는 것이다. 즉 굶고 있는 것으로 착각하게 만드는 것이다. 즉 단식하고 있는 것으로 착각하게 만드는 것이다. 그러나 실제로는 굶지 않고 있다. 먹은 것이다. 단식하지 않고 있는 것이다. 그러면서도 단식하는 효과를 누리자는 것이다.

지방으로 탄수화물을 만든다고 해도 단식할 때 필요한 탄수화물을 전량 만들 수는 없다. 적어도 10g은 지방으로 만드는 게 아니고 단백질로 만든다.

탄수화물 1g을 만드는 데 단백질 2g이 필요하다. 단식 40일째가 되면 탄수화물 10g은 지방이 아니라 단백질에서 오기 때문에 매일 근육 단백질 20g이 사라진다고 하는 것이다. 그래서 두 달, 석 달 계속 굶으면 간이나 콩팥, 심장은 그대로이지만 근육만이 줄어들어 피골이 상접하게 된다고 하는 것이다.

황제 다이어트는 지방과 단백질을 먹기 때문에 근육 단백질이 상실되는 일은 없다. 살코기에 대량으로 들어있는 단백질을 먹는데 몸 안에 있는 근육 단백질을 사용할 일이 없는 것이다. 오히려 남아도는 단백질이 문제라고 할 수도 있다. 사실 문제될 것도 없지만 아마도 오줌을 쌀 경우 지린내가 더 날지도 모른다.

황제 다이어트는 고기만 먹는 것으로 잘못 알려져 있다. 과연 고기만 먹는 것인가? 답은 "아니올시다"이다.

황제 다이어트식 식사

아침 식사

다음 중 하나면 된다. 김치 등 채소로 된 반찬은 먹고 싶은만큼 원하는 만큼 먹어도 된다.

1. 삶거나 프라이한 달걀 1~2개
2. 삶은 오징어 한 마리
3. 참치 캔 하나
4. 쇠고기, 닭고기, 돼지고기, 물고기 중 한 가지로 50g 정도

음식점에서 1인 분량이 150g에서 200g 내외이므로 50g이면 대충 얼마 정도인지 가늠이 갈 것이다. 매일 요리할 필요 없다. 예를 들면 달걀 12개를 사서 끓는 물에 삶거나 프라이 한 후 1회용 용기에 나누어 담아 냉장고에 넣어 놓고 매일 아침 하나씩 끼니 먹으면 된다.

오징어도 삶아서 먹을 수 있게 썰어 용기에 담아 냉장고에 넣으면 된다. 쇠고기나 돼지고기도 마찬가지다. 닭고기는 치킨집에 주문한 다음 냉장고에 저장해 두고 먹을 만큼 넣은 용기를 전자레인지에 데워먹으면 된다. 요리 걱정할 필요도 없다.

콜레스테롤은 심장마비를 일으키는 주범이라면서, 달걀에 콜레스테롤이 많이 들어있어 달걀을 많이 먹으면 안 된다고 주장할 수도 있다. 하지만 먹는 지방이 문제가 아니라 탄수화물을 먹으면 몸에서 지방으로 바꾸면서 만들어지는 콜레스테롤이 더 문제인 것이다. 아침

식사로 달걀만 먹을 경우 체지방이 사라지는 것처럼 콜레스테롤도 사라진다는 점을 알아야 한다.

점심 식사

다음 중 하나면 된다.

1. 돼지 삼겹살 200 300g(처음에는 300g 다 먹어도 결국 150~200g으로 줄어들게 된다)
2. 쇠고기(등심, 불갈비, 불고기 뭐든 좋다)
3. 닭고기(닭갈비, 닭도리탕, 삼계탕 뭐든 좋다), 오리고기
4. 생선회(참치, 우럭 등 다 좋다)
5. 생선구이 등 민물고기, 바닷고기 등 모든 물고기 다 좋다.

식당에 가서 점심 식사를 하면 된다. 매일 갈 필요 없다. 1주일분 주문하면 식당주인이 아주 좋아할 것이다.

귀찮으면 인터넷으로 주문해도 된다. 한 번 먹을 분량으로 나누어 용기에 넣고 냉장고에 보관한 다음 먹고 싶으면 전자레인지에 데워 먹으면 된다.

저녁 식사

다음 중 하나면 된다.

1. 참치 캔 하나

2. 날오징어 한 마리
3. 돼지, 소, 닭, 생선 중 한 가지로 50g 정도
4. 돼지 삼겹살

고기류가 많다는 사실을 알 수 있다. 13장에 설명했지만 두부를 이용한 각종 찌개와 탕으로 아침, 점심, 저녁 식단을 꾸밀 수도 있다. 고기를 전혀 먹지 않아도 된다.

황제 다이어트를 하면 탄수화물을 먹지 않거나, 최소한 먹게 되므로 굶는 효과 또는 단식하는 효과가 있다. 우리 몸은 황제 다이어트를 하면 먹었어도 먹은 것으로 간주하지 않는다. 그래서 단식에 준하여 체지방이 하루에 180g씩 빠지는 것이다.

과학적 원리는 10장에 상세하게 설명했다. 믿어지지 않거든 15장을 다시 읽어보기 바란다. 하루에 180g이니 10일만 한다 해도 1,800g, 즉 1.8kg이 빠진다. 실제로는 1.8kg 이상 빠지게 되어 있다.

황제 다이어트 원리

앞서 소개한 내용을 강조하고자 다시 한 번 예로 든다.

스트라이어(Strayer)가 쓴 『생화학』이란 대학 또는 대학원 교재에 다음과 같은 문제가 있다.

"마라톤 선수는 달리기 전에 탄수화물을 많이 먹어두면 달리기에

좋을 것으로 생각된다. 하지만 경험 있는 마라톤 선수들은 달리기 전에 탄수화물을 섭취하지 않는다. 그 이유는 무엇인가?"

아마도 이런 문제에 답할 수 있는 학생이라면 우수한 학생임에 틀림없다. 그러나 황제 다이어트를 하는 사람들은 그 이유를 쉽게 짐작할 수 있을 것이다.

마라톤 선수들은 탄수화물을 에너지원으로 사용하지 않고, 체지방을 에너지원으로 사용하기 때문이다.

한 번에 42.195km를 달리는 마라톤은 격렬한 운동으로, 시간당 에너지 사용량이 무려 600~900칼로리다. 2시간 내내 달릴 경우 1,200~1,800칼로리가 필요한데, 에너지원으로 탄수화물을 사용한다면 300g~450g에 해당한다. 밥으로 치면 3~5공기에 해당하는 양이다. 위장이 큰 사람이라도 서너 번 나누어 먹어야 할 정도로 많은 양이다. 밥 먹고 못 뛴다는 말이 절로 나오게 되어 있다.

그런데 지방을 사용할 경우 130~200g이면 되며, 몸에 저장되어 있는 체지방을 사용한다. 순수하게 지방 성분만 그렇다는 얘기이지 이게 저장될 때 물 등 다른 성분과 함께 저장되므로 실제로는 부피나 무게를 더 차지하게 된다. 그래서 마라톤을 완주하면 2~3kg이 빠지게 된다.

프로 마라톤 선수들은 체지방을 얼마나 유지해야 되는지 알고 있다. 너무 많이 저장하면 무거워서 기록을 낼 수가 없고, 너무 적게 저장하면 에너지 고갈로 완주하지 못할 가능성이 있기 때문이다.

황제 다이어트의 특징과 장점들

황제 다이어트는 과학적 근거가 이미 입증되었다. 탄수화물을 사용하는 것이 아니라 마라톤 선수처럼 지방을 에너지로 사용하는 것이다. 우리 몸은 탄수화물을 먹지 않으면 스스로 지방을 원료로 사용해서 몸에 필요한 탄수화물을 만들어 사용한다.

아무리 격렬한 운동을 하더라도, 즉 2시간 이상 5시간 마라톤을 해도 전혀 지장이 없을 정도로 몸에 필요한 탄수화물을 스스로 만들어 사용하는 것이다. 그러므로 경험 있는 마라톤 선수는 달리기 전에 탄수화물을 먹지 않는 것이다.

황제 다이어트는 배고프지 않은 다이어트다. 황제 다이어트를 그래서 맘껏 먹고, 잘 먹으며 살 빼는 다이어트라 하는 것이다. 만일 배고프다고 느낀다면 또 먹고, 또 먹으면 된다. 먹고 싶은 만큼 실컷 먹어도 되는 것이다. 즉 양의 제한이 없다.

위에서 아침 식사로 쇠고기 50g이라 적어 놓았지만 300g을 먹어도 된다. 이보다 더 먹고 싶으면 더 먹어도 된다.

황제 다이어트를 하면 '살 빼려다 더 찐다'는 경우는 없다. 즉 '살 빼려다 살 붙는다'는 현상을 요요현상이라고 하는데, 이런 단어는 황제 다이어트에는 없다.

변비도 걱정할 필요가 없다. 오히려 속이 너무 시원하다는 느낌을 받을 것이다. 그 영양가 없는 식이섬유(fiber)를 많이 먹으니 변비가 생기고, 비타민과 미네랄 결핍이 생기는 것이다. 그러니까 식이섬유를 일부러 먹으면 비타민 또는 미네랄 먹을 일이 생기는 것이다.

황제 다이어트를 하면서 따로 종합 비타민제 또는 종합 미네랄제를 먹을 필요는 없다. 평소에 즐겨 먹는다면 먹어도 좋다고 할 뿐이다. 탈수증이니 산성증이니 케톤요증이니, 무슨 혈중 콜레스테롤이 많아진다느니 하는 전문가, 교수, 의사들의 말을 맹신하면 안 된다.

황제 다이어트를 평생 하라는 것도 아니다. 최대 5~6주만 하라는 것이다. 왜냐하면 한 달 내지 한 달 반만 하면 5~6kg이 빠지고, 그러면 표준 또는 정상적인 체중으로 돌아가기 때문이다. 그러면 살 빠지고, 건강하고, 날씬하고, 스트레스 안 받고, 각종 비만 때문에 생기는 당뇨병, 고혈압, 중풍 등을 예방한다.

지방은 많이 먹어도 괜찮아

자동차가 휘발유나 경유를 사용하여 이동하는 것처럼 사람은 체지방, 즉 몸에 저장된 지방을 사용하면서 살아야 한다. 사람의 몸은 단백질로 되어 있다고 했다.

사람은 25세까지 자라고 성장한다. 키도 커지고 몸무게도 증가한다. 탄수화물로 키도 크게 하고 몸집도 불리는 것이다. 단백질은 자동차로 치면 차체 그 자체다. 자동차를 움직이려면 기름이 필요한 것처럼 사람도 활동에 필요한 에너지는 지방에서 얻는 것이다.

우리 몸은 탄수화물은 먹는 즉시 전부 다 지방으로 바꾸어 저장한다.

그런 다음 주로 지방을 에너지로 사용하면서 탄수화물은 필요한 만큼 스스로 만들어 사용하는 것이다. 20일 또는 그 이상으로 단식해도 죽지 않고 사는 이유는 체지방, 즉 몸에 쌓인 지방을 에너지로 사용하기도 하지만, 체지방으로부터 몸에 필요한 탄수화물도 스스로 만들어 사용하기 때문이다. 70kg 나가는 사람은 대략 15kg의 지방을 저장하고 있다. 이 양은 3개월은 먹지 않고 견딜 수 있는 양이다.

사실 우리는 의식적으로 고기, 특히 기름기 많은 고기를 먹지 말도록 훈련받고 교육받았다. 과거에는 너무나 귀한 음식이어서 먹고 싶어도 먹지 못했다. 지금은 풍요로운 시대로 먹고 싶으면 맘대로 먹을 수 있는 시대가 되었다. 그런데 무슨 ○○전문가, ○○의사, ○○교수라는 사람들은 고혈압, 당뇨, 암, 심장병 등 운운하면서 많이 먹으면 큰일 난다고 겁준다. 이런 병들은 탄수화물을 많이 먹어서 생긴 병들이다. 지방은 이런 병들과 전혀 관계없다. 그래서 지방은 억울한 누명을 쓰고 있다고 하는 것이다.

지방을 에너지로 사용하면 케톤체가 생긴다. 이 케톤체는 몸에서 필요한 만큼 사용되고, 필요하지 않은 케톤체는 숨 쉬면서 공기로 방출되거나, 오줌으로 나와 버린다. 케톤이 생긴다고 ○○전문가, ○○의사, ○○교수라는 사람들이 겁줄 수 있다. 도대체 케톤이란 말 자체가 전문적인 과학적 용어*이기 때문에, 그 사람들이 말하는 것을 믿을 수밖에.

* 당뇨병에 걸리면 몸에 필요한 탄수화물이 오줌으로 나가버리므로 케톤으로 살게 된다. 그래서 중증 당뇨병 환자들은 몸이 마른다. 미국의 경우 당뇨병 약 광고에서 케톤이란 말을 심심찮게 들을 수도 있고 볼 수도 있다. 이미 생소한 용어가 아니다.

그러나 필자는 그들이 겁주는 것을 맹신하지 말라는 것이다. 성인병이란 한 번 생기면 평생을 달고 살아야 하는 병으로 만성병, 고질병이라 한다. 고혈압이란 진단을 받으면 평생 고혈압이 될 가능성이 크다.

당뇨병 진단을 받으면 죽을 때까지 당뇨병으로 고생하다 죽을 가능성이 크다. 미국에 우스개소리가 있다. 당뇨병 환자가 찾아오면 그럴리야 없겠지만 "흠, 돈 덩어리가 굴러왔네" 하고 여긴다는 것이다.

매달 월급 바치는 고객이 나타난 것이다. 곧바로 낫게 해서 다시는 찾아오지 말게 할 것인가? 아니면 죽을 때까지 꾸준히 찾아오게 만들 것인가?

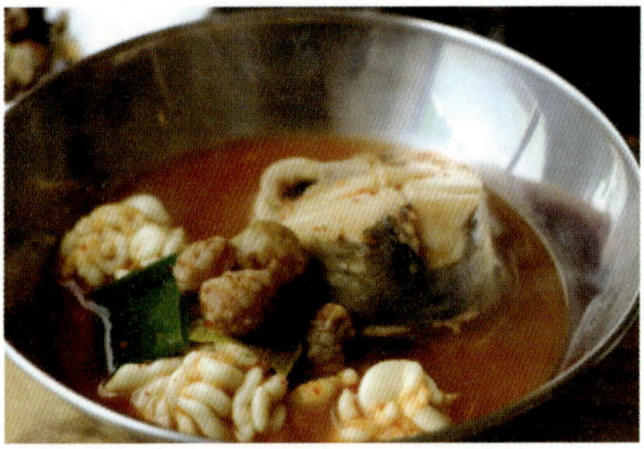

동태탕
황제 다이어트에 최적인 음식 중 하나이다.

곰이 7개월 동안 겨울잠을 잘 수 있는 것은 지방 때문이다. 오로지 겨울잠을 자는 동안 체지방만을 사용하므로 케톤체는 고스란히 사용되고, 호흡을 통해서 또는 오줌을 통해서 나오지 않는다. 물론 겨울잠 자는 곰은 오줌도 싸지 않는다. 사람이 단식을 오래 해도 똑같은 일이 발생한다. 단식할 경우 탄수화물로부터 일부러 만들어 저장한

지방인데, 그냥 공기로 호흡을 통해 방출할 수는 없는 것이다.

우리는 곰처럼 단식할 수 없으니까 먹으면서 다이어트 하라고 하는 것이다. 이때 먹으면서 다이어트 하라는 말은 '지방을 먹으면서 다이어트 하라'는 것이다. 먹으니까 여분의 케톤은 호흡으로, 오줌으로 나와 버린다. 아세톤 냄새가 나거나 오줌에 케톤이 섞여 있다면 '지금 살 빠지고 있는 중입니다'란 신호이므로 오히려 기뻐해야 할 일이다.

그러나 지방을 많이 먹으면 식욕이 떨어진다. 즉 먹지 않아도 배가 부르다는 느낌이 든다. 아니면 백보 양보하더라도 '배고파 죽겠다'는 느낌은 안 든다. 그러므로 자연히 적게 먹을 수밖에 없으며, 이게 바로 소식이다. 억지로 소식하려고 하지 않아도 자연스럽게 소식이 되는 것이다.

소식하는 데 특효약이 나왔다느니, 우리 회사의 특수 제품은 뱃살만 특별히 빼준다느니 하는 엉터리 선전은 믿지 않는 것이 좋다.

왜 특효약이나 특수 공정으로 만들어진 제품, 특허 출원한 제품만을 원하는가? 그 돈 있으면 이 책을 사서 주위의 살찐 분에게 전하기를 권한다.

13장

두부로 하는 황제 다이어트

맛있는 다이어트 방법

황제 다이어트를 하면 무엇보다도 배가 고프지 않다는 것이다. 정말 배고픔이란 건 없다. 다이어트를 하는데, 배가 고프다고 느낀다면 다이어트가 아니다. 다이어트란 배고픔을 느끼지 않도록 먹으면서 살을 빼는 것이다.

원리는 간단하다. 안 먹으면 살 빠진다. 단식하는 것이다. 단식, 먹는 행위를 중단하는 것이 단식이다. 살 빼고 싶으면 단식하면 된다. 그런데 단식은 어렵다. 아무것도 먹지 말고 살라는 말인데, 이게 어디 쉬운 일인가.

황제 다이어트는 먹으면서 살 빼는 것이다. 말 그대로 황제처럼 먹으면서 살 빼는 것이다. 그런데 황제 다이어트 방식으로 먹으면, 몸은 단식하는 것으로 인식한다. 몸이 단식하는 것으로 여기면, 먹어도 먹은 게 아니다. 단식하면 배고프고 허기지고 힘들 것인데, 황제 다이어트 방식으로 먹으면 몸은 단식하는 것으로 인식하면서도 먹은 줄 안다. 그래서 배고프고 허기지고 힘든 게 없다. 이 얼마나 멋진 마술인가.

황제 다이어트라면 고기만 먹는 줄 안다. 꼭 고기만 먹는 게 황제 다이어트가 아니라는 것이다. 이런 식의 황제 다이어트도 있다. 두부를 예로 들어 본다.

두부 500g에는 지방이 44g, 탄수화물 22g, 단백질 80g이 들어 있다. 칼로리라는 에너지로 환산해 보면 지방은 1g이 9칼로리이므로 396칼로리,

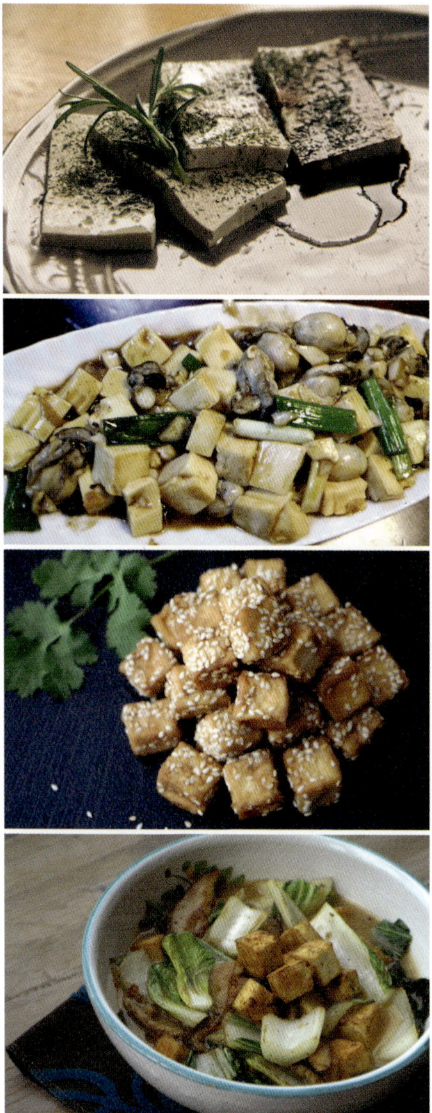

눈과 입이 즐거운 다양한 두부 요리

탄수화물과 단백질은 1g이 4칼로리이므로 408칼로리로 합하면 804칼로리다.

에너지 비율로는 탄수화물, 단백질, 지방의 비율이 각각 11%, 40%, 49%이다. 탄수화물 비중이 권장 음식 피라미드의 60%보다 6배나 줄었다. 이 정도면 훌륭한 황제 다이어트 후보가 된다.

두부(콩)는 밭에서 나는 고기라고 한다. 완전식품이기도 하고, 건강식품이므로 문제가 없다. 두부는 많이 먹으면 먹을수록 좋다고 하는 먹거리다. 똑같이 콩에서 유래한 것이긴 하지만 두유는 다르다. 두유는 에너지 비율이 46%, 10%, 44%로 권장 음식 피라미드와 비슷하다.

콩에서 유래하여 콩 두(豆)를 쓰고, 우유와 같이 액체라 하여 두유라고 했겠지만, 콩을 갈아 만든 두유에 맛을 내기 위해 설탕 시럽 등을 넣었기에 다르다. 두유와 두부를 혼동하지 말라는 얘기다. 두부 요리를 하루 3번 먹는다고 하면 2,400칼로리가 넘기 때문에 하루 먹거리로는 충분한 에너지가 된다.

두부를 김치와 함께 먹는 방법도 있지만 이건 어쩌다 한 번 그렇다는 것이지 매번 먹을 수는 없다. 조금만 아이디어를 내면 된다.

먼저 된장찌개 잘 하는 음식점, 김치찌개 잘하는 음식점, 곰탕 또는 꼬리곰탕 잘하는 음식점, 내장탕 잘 하는 음식점, 도가니탕 잘 하는 음식점, 선지국 잘 하는 음식점, 순대국 잘 하는 음식점, 순두부찌개 잘 하는 음식점, 아무튼 자기가 좋아하는 음식점에 가라.

예를 들면, 된장찌개 잘 하는 집에 가서 7그릇 분량을 주문하고, 포장해 달라고 하면 된다. 곰탕 또는 꼬리곰탕 잘 하는 집에 가서 역시

7그릇 분량을 주문하고 포장해 달라고 하면 된다. 선지국 잘 하는 집에 가서 7그릇 분량을 주문하고 포장해 달라고 하면 된다. 이게 1주일분이다.

너무 짜지 않고 너무 맵지 않게, 그리고 너무 달지 않게 등 음식점은 원하는 그대로 요리해 준다. 1주일분이 너무 많다면 3일분씩만 준비해도 된다. 가까운 길목에 있는 슈퍼에 가서 두부를 산다. 하루에 2모면 충분할 것이다.

내가 먹고 싶은 게 된장찌개, 김치찌개, 선지국이라면 다음과 같이 하면 된다. 된장찌개를 예로 들면 7그릇 분량, 즉 일곱 번 먹을 양으로 주문하라고 했지만, 4인분과 3인분으로 나누어 포장해 달라고 해도 된다.

집에 가지고 와서 한 번은 4일분에 두부를 하루에 2모 정도 먹는 양으로 넣고 끓여 식은 다음 4개 분량으로 나눈다. 이렇게 나눈 한 개가 한 끼 식사량이다. 차이가 있다면 단지 음식점에서 만들어온 된장찌개에 두부만 더 넣은 것이다.

김치찌개나 선지국에도 동일하게 두부를 넣고 끓이면서 소금으로 간을 맞춘 다음 식으면 4개 분량으로 나눈다. 소금으로 간을 맞춘다고 했는데, 이건 꼭 필요하다. 소금만으로 하기 싫으면 조미료 종류는 널려 있으므로 자신이 좋아하는 조미료로 간을 맞춰도 된다.

두부가 지겹다고?

반찬류는 맘대로 먹어도 좋다. 배추김치, 총각김치, 열무김치 중 어느 한 가지면 먹는데 지장이 없을 것이다. 그러면 1주일 동안 두부 황제 다이어트가 되는 것이다. 먹는 종류가 다양하기 때문에 물리지도 않고, 자신이 좋아하는 요리를 먹기 때문에 황제 다이어트를 한다는 생각도 들지 않을 것이다.

두부만 먹는 게 아니라 찌개를 먹기 때문에 '어떻게 두부만 먹고 살아?'하는 생각은 안 해도 된다. 두부만 먹는 게 아니라 김치도 먹고, 나물도 먹는다. 매번 종류가 다른 찌개를 먹는 것이다. 탄수화물 양이 많이 줄기는 했지만 그래도 많기 때문에 다이어트 효과는 약간 떨어지더라도 고기와 함께 병행하면 아주 훌륭한 식단이 될 것이다.

우리나라는 찌개 천국이다. 모든 종류의 국이 찌개다. 김치를 넣으면 김치찌개, 청국장을 넣으면 청국장찌개, 된장을 넣으면 된장찌개, 콩비지를 넣으면 콩비지찌개, 그리고 뭐 부대찌개도 있고, 이런 식으로 찌개를 나열하자면 한이 없다. 여기에 두부만 넣으면 되니, 이보다 더 쉬운 황제 다이어트 요리가 있겠는가?

곰탕, 설렁탕, 내장탕, 낙지탕 등 탕 종류도 한이 없다. 여기에 두부만 넣으면 두부 곰탕, 두부 설렁탕, 두부 내장탕이 되니 황제 다이어트 요리는 아주 만들기 쉽다.

황제 다이어트가 고기만 먹으니 질려서 할 수 없다고 하지 말고, 조금만 생각해 보면 우리 주변에서 얼마든지 찾을 수 있다는 것을 알게 될 것이다. 무엇보다도 지금은 인터넷 시대로 모두 다 주문하면 집까지 배달해 준다는 점이다.

14장

5주간의 황제 다이어트

5주의 기적

5주만 하면 6kg이 빠진다. 6kg만 빠지면 우리나라 사람들 대부분 체중이 정상적으로 돌아온다. 5주만 하면 된다. 35일이다. 한 달 남짓만 하면 된다. 긴 기간도 아니다. 한 달이란 기간은 눈 깜짝할 새에 가버린다. 오래 하라는 것도 아니다. 5주가 길면 한 달만 해보는 것이다.

4주만 해보자. 그러면 5kg 빠진다. 5kg만 빠져도 얼마나 고마운가. 4주도 길다고? 그러면 3주만 해도 된다. 3주 21일. 3주만 하면 3.8kg, 거의 4kg이 빠진다.

3주도 길어? 그러면 2주만 해도 된다. 14일간만 참고 하면 된다. 그러면 2.5kg 빠진다. 겨우 2주일이다. 2.5kg가 빠지면 허리띠가 5cm는 줄어든다. 허리가 그만큼 날씬해졌다는 얘기다.

그래도 길어? 2주도 길다는 말이지? 그러면 1주일만 해도 된다. 1주일 하면 1.2kg 빠진다. 필자는 1주일만이라도 해보라고 강력히 권유한다. 1주일 후 1.2kg이 빠졌다면, 이게 분명하다면, 하지 말라고 해도 할 것이기 때문이다. 그러면 한 주 더 해보자 하고, 메뉴를 새롭게 짠다. 그래서 2주 했는데 2.5kg가 빠지면 얘기가 달라진다. 거기에서 다시 1주일만 더 했더니 4kg가 빠지고, 4주 했더니 5kg, 5주 했더니 6kg가 빠지는 것이다. 그러면 황제 다이어트 더 하라고 안 한다. 왜냐하면 이미 체중이 정상으로 돌아왔기 때문이다.

1주일 메뉴 만드는 건 간단하다. 아침은 항상 계란 2개에다 김치 등을 먹고 싶은 만큼 먹으면 된다. 문제는 점심과 저녁이다. 예를 들어 점심 메뉴로 삼겹살을 정하면, 음식점에서 삼겹살 1인분이 적게 주는 곳은 120g이고, 많이 주는 곳은 200g 사이다. 그러니 1주일분 삼겹살은 200g 기준으로 1.4kg이다.

정육점에 가서 1.4kg을 구입하여 자신이 원하는 갖은 양념을 넣어서 요리한다. 그냥 익혀도 된다. 찌거나 냄새를 없애기 위해 기름에 튀겨도 된다. 콩기름이든 올리브유든 지방이니까 관계없다. 식으면 하얗게 기름이 굳을 것이다. 이 기름은 절대로 버리면 안 된다. 7개 분량으로 나누어 냉장고에 보관하면 된다.

저녁 메뉴는 고등어로 정한다. 요리할 필요 없이 고등어찜 등 고등어 요리를 잘하는 집에 가서 7인분 주문해서 포장해 달라고 하면 된다.

이제 1주일의 준비가 되었다. 아침은 달걀에 김치 등 반찬을 곁들여 먹는다. 점심은 냉장고에서 꺼낸 삼겹살을 전자레인지에 데워 김치 등 반찬을 곁들여 먹는다. 상추쌈도 좋고, 배추쌈도 좋고, 그냥 먹어도 좋다.

저녁은 음식점에서 가져온 고등어 요리를 김치 등 반찬을 곁들여 먹어도 된다.

고기만 먹으니까 질린다고? 위 방식대로 메뉴를 정하면 질릴 일이 전혀 없다. 점심은 두부찌개로 대치해도 된다. 메뉴는 의외로 많다. 스스로 요리할 필요도 없다. 음식점이 다 해줄 것이니까 말이다.

첫 2~3일은 달걀을 먹으라고 하겠지만, 배고픔을 느끼지 않는다면 아침을 거르라고 권하고 싶다. 아침에 아무것도 먹지 않으면 살 빼는 효과는 훨씬 좋아지기 때문이다.

문제는 군것질이다. 군것질 참는 게 힘들어서 황제 다이어트 못하겠다고 하는 분이 있다면 탄수화물 함량을 보고 되도록 적은 것을 고르면 된다. 먹거리로 파는 것은 무엇이든 영양성분을 표시하게 되어 있다. 예를 들면, 커피믹스에 탄수화물이 9g 들어 있다는 식이다. 그렇지 않으면 우리가 어떻게 알겠는가? 법으로 정해 놓았기 때문에 성분 표시를 하지 않으면 먹거리를 팔 수 없다. 심지어는 원산지 표기까지 하지 않는가?

예를 들면, 저지방 우유가 아니라 일반 우유를 마시면 된다. 이왕이면 우유에 크림을 넣어 휘저은 다음에 마시면 더욱 좋겠다. 잣 볶은 것도 좋고, 코코넛 밀크라든가 피칸도 좋다. 해바라기씨 볶은 것도 좋고, 호두 볶은 것도 좋다.

이름이 무엇인지 알고 싶고, 더 많이 찾고 싶으면 조금만 노력하면 된다. 인터넷을 뒤지면 몇 초 안에 답이 다 나오게 되어 있다.

황제 다이어트와 요요현상

다이어트 했더니 요요현상이 발생하여 빠진 살이 도로 쪘다고 한다. 그러면서 황제 다이어트를 하면 요요현상 때문에 하기 전보다 더 나빠진다고 하면서, 하지 말라고 무슨 전문가, 무슨 교수, 무슨 의사들이 주장한다.

황제 다이어트를 하면 굶는 것과 동일한 효과를 내는 것인데, 왜 요요현상인가? 살찌는 이유는 탄수화물을 먹으면, 탄수화물은 독이기 때문에 해롭지 않은 지방으로 바꾸어 저장하기 때문이다. 황제 다이어트는 탄수화물 섭취를 최대한 줄이는 다이어트이므로 요요현상이 발생할 수가 없는 것이다.

황제 다이어트를 5주 한 다음 표준 체중, 정상 체중이 되었다고 하자. 그래서 다시 옛날식으로 아침→간식→점심→간식→저녁→간식, 이런 식으로 계속 탄수화물을 먹으면 과식하게 될 수밖에 없으며 다시 살찌게 되어 있다. 황제 다이어트를 한 사람이든, 이 세상에 나와 있는 수많은 다이어트 방식으로 다이어트를 하든, 살찌기 이전으로 돌아가 예전과 같이 먹으면 살찌지 않을 수가 없는 것이다.

황제 다이어트를 했기 때문에 요요현상이 발생하는 것이 아니라, 다시 살이 찔 수밖에 없는 예전의 식습관으로 돌아갔기 때문이다. 그래서 말인데, 제발 점심 식사 전까지는 아무것도 먹지도, 마시지도 말아달라는 것이다. 블랙커피 한잔이면 족하지 않을까?

실제로 황제 다이어트를 실천한 사람 가운데 점심 식사 전까지 아무것도 먹지 않아도 배고프다는 분들은 만나보지 못했다. 단 하루만 해봐도 배가 고프지 않다는 것을 실감한다. 아침 식사 한 번 먹지 않았다고 죽지 않는다. 20일 단식투쟁을 했다는 사람도 신문이나 텔레비전에서 심심찮게 보도된다. 그러니 믿기 어렵거든 실제로 해보라. 배가 고프다고 느끼는지 해보고 말해야 한다.

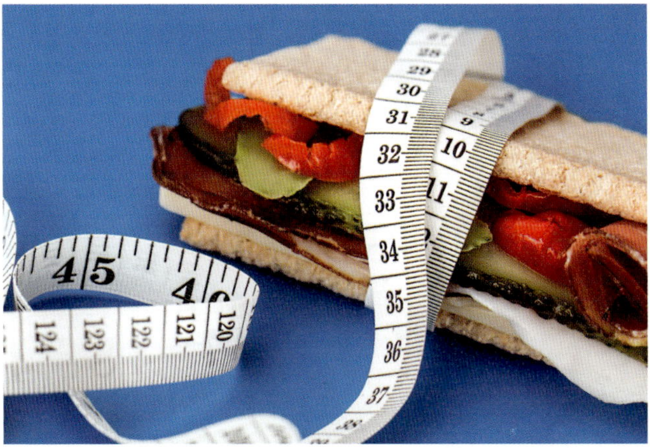

다이어트에 성공했더라도 예전의 식습관으로 돌아가면 다시 살 찌기 마련이다. 이건 요요현상이 아니다.

황제 다이어트 5주 하고서 표준 체중이나 정상 체중이 되었다면, 그 다음부터는 황제 다이어트를 할 필요가 없다. 그러나 관리는 해야 한다. 이후 체중 관리는 점심 식사 전까지 먹지도 마시지도 말라는 것이다. 물은 갈증 나면 마셔도 되고, 갈증 안 나면 마실 필요 없다. 물만 마셔도 살찐다고 하는데, 이건 살찌는 게 아니라 몸이 붓는 것이다.

황제 다이어트와 요요현상은 전혀 관계가 없다. 왜? 황제 다이어트는 단식하는 것과 동일한 효과를 발휘하기 때문이다. 먹지 않으면 살 빠지지, 왜 살이 찌겠는가? 이런 당연한 사실을 지금도 못 본 척, 모르는 척 할 것인가?

하루에 먹는 패턴을 보면 아침→간식→점심→간식→저녁→간식으로 3번 식사를 하고, 간식으로 3번 하는 경우가 많다. 간식이란 아침, 점심, 저녁 이외에 먹는 음식이다. 쿠키 등 과자류와 과일 및 과채류가 간식에 해당한다. 어린이를 제외하고 성인이 쿠키 등 과자류로 간식하는 경우는 예외적이므로 더 이상 설명하지 않는다. 문제는 과채류와 과일류다.

과채류(果菜類)란 채소 중에서 상추 등 잎을 위주로 먹는 엽채류(葉菜類), 근채류(根菜類)와 대비되는 용어로 사용된다. 과채류에 속하는 채소로는 수박, 오이, 참외, 토마토, 가지, 완두콩, 딸기 등이다. 뿌리가 비대한 것을 먹는 근채류에는 무, 당근, 우엉, 고구마, 감자, 연뿌리, 생강, 토란, 양파 등이다. 잎을 먹는 엽채류에 속하는 채소로는 배추, 양배추, 시금치, 상추, 미나리, 신선초 등이 있다.

잎을 위주로 먹는 엽채류가 양에 비해 탄수화물 함량이 제일 적으므로 황제 다이어트에 적합하며, 김치가 엽채류로 만든 대표적인 먹거리다. 근채류 중 무를 제외하면 탄수화물 함량이 많은 것들이다. 예를 들면 연뿌리나 토란 등으로 만든 반찬을 먹는다면 탄수화물 덩어리로 주의해야 한다.

간식으로 찾는 과채류인 수박, 참외, 토마토, 딸기, 멜론 등은 달고 맛있을수록 탄수화물 함량이 더 많다. 과채류가 아닌 과일류로는 바나나, 파인애플, 복숭아, 체리, 망고, 사과, 포도, 무화과, 배, 감, 귤, 오렌지, 자몽, 블루베리, 아보카도 등이 있는데, 과채류든 과일류든 모두가 탄수화물 범벅이라는 것을 반드시 기억해야 한다.

과일은 괜찮다는 착각

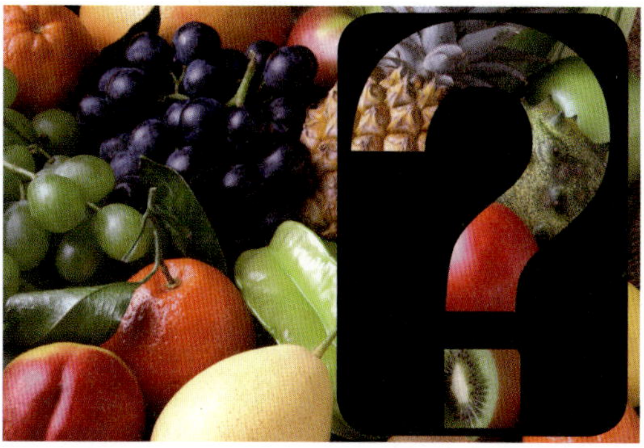

현대인은 대부분 과일이나 과채를 즐겨 먹는 경향이 있다. 과일이나 과채에 들어있는 비타민과 미네랄로 인해 우리 몸에 좋다는 선입견이 주입되어 있다. 특히 암 등 각종 질병에 효험이 있다는 신념 비슷한 게 있어 전혀 먹는데 부담을 느끼지 않는다. 탄수화물이란 생각은 전혀 하지 않는 것이다.

탄수화물을 과다 섭취로 생긴 과체중 비만이 만병의 근원이라고 했다. 충치, 편두통, 우울증, 코골이, 천식, 위식도 역류증, 요실금, 관절염, 정맥류, 통풍, 고지혈증(고콜레스테롤혈증 포함), 협심증, 담낭질환(담석증 등), 지방간, 수면무호흡증, 심근경색증, 월경이상, 당뇨병, 고혈압에 뇌종양, 대장암, 유방암, 신장암(콩팥암), 자궁내막암, 식도암, 췌장암, 갑상선암, 담낭암 등 각종 암의 원인이 된다.

특히 비만에 이은 당뇨병으로 인한 합병증 때문에 사지를 절단해야 하거나 눈이 멀어 장님이 되는 일도 있는 것이다. 생각만 해도 끔찍한 일이 아닐 수 없다.

이쯤 되면 간식으로 먹는 과일이나 과채, 그리고 이것들로 만든 주스류가 각종 질병의 원인이라는 것을 알 수 있다. 우리나라에서 사망원인 1위 질병이 암이다. 그래서 그런지 무슨 과채류, 무슨 과일류가 항암에 효과적이라든가, 암 예방에 좋다거나, 노화방지를 해준다거나, 비타민 필요량의 얼마가 들어 있다든가 하는 말들이 난무한다. 간식으로 먹는 과일이나 과채를 선전하거나 권유할 때 암을 예방하는데 탁월한 효과가 있다거나, 비타민 미네랄이 풍부하게 들어있다고도 한다. 그러면서 최소한 하루에 한 번은 과일을 먹어야 한다고 강조한다.

누가 옳은가? 과일, 과채를 먹어서 각종 암의 원인이 된다는 것인데, 이건 따져보지 않는가? 이 점을 따져본다면 몸에 좋고 건강에 좋다면서 아무런 생각 없이 먹을 수는 없는 것이다.

아침→간식→점심→간식→저녁→간식이라는 하루 6회 식사법으로 계속 탄수화물을 섭취하므로 먹는 대로 체지방으로 바뀌어 저장되며, 탄수화물 섭취 악순환을 가중시키는 것이다.

과일이나 과채를 먹지 말라는 얘기가 아니다. 식사하고 후식으로 되도록 같은 시간대에 먹어주라는 것이다. 그래서 하루에 3번 식사한다면 3번만 먹는 기회를 가지라는 것이다.

그래도 하루에 3번 식사는 많은 것이다. 아침 식사는 하지 않는 습관을 가져야 하며, 하루 2번 식사가 좋다. 이 시대에 사는 사람들이 탄수화물 섭취를 줄이기 위해 취할 수 있는 최후의 보루 가운데 하나다.

아침 식사를 하지 않고, 점심 식사 전까지는 아무것도 먹거나 마시지 않는 습관을 가지는 것이 탄수화물 섭취를 줄이는 지름길이기 때문이다.

소식해야 된다는 것은 탄수화물 섭취량을 줄이는 것과 같다. 그래서 소식이란 이름으로 하루에 먹을 분량을 여러 번 나누어 먹어야 한다고 주장하는 경우도 보았다. 우리 몸은 탄수화물이 들어올 때마다 반응한다. 인슐린이 분비되는 것이다. 인슐린은 간에게 먹은 탄수화물을 신속하게 지방으로 바꾸라는 명령을 한다.

여러 번 나누어 먹어야 된다거나 간식은 꼭 챙겨 먹어야 한다는 말은 과체중 비만으로 가라는 말과 같다. 과일 등 간식을 꼭 챙겨 먹으라는 얘기는 탄수화물 더 먹으라는 얘기와 같기 때문이다.

아침 식사를 하도록 권유하기 위한 말로 '아침은 왕처럼, 점심은 평민처럼, 저녁은 거지처럼 먹으라'는 말도 즐겨 인용되는 문구다. '저녁을 굶어야 좋다'는 등 과학적 근거가 없는 말들은 이제 사라져야 한다.

15장

황제 다이어트와 **체중 감소**

체중관리

살이 빠지고 체중이 감소하려면 먼저 지방이 빠져야 한다. 예를 들면 정상 체중이 60kg이어야 할 사람이 68kg이라면 8kg의 지방을 더 달고 다니는 것이다.

생각해 보라. 60kg인 사람은 양 손에 아무것도 들고 다니지 않지만, 68kg인 사람은 2리터짜리 페트병 물병 2개씩을 오른손과 왼손으로 들고 다니는 것과 같다. 이 사람은 잠을 잘 때도 허리에든 배에든 손에든 2리터 페트병 물병 4개를 안고 잔다.

실제로 물 2리터짜리 페트병을 양 손에 1개씩, 즉 4kg을 들고 걸으라고 한다면 얼마 안가 팔이나 어깨가 아파 걷지 못할 것이다. 그만큼 말 못하는 몸을 혹사하고 있다는 얘기다.

정상체중 60kg인 사람보다 8kg이 더 나가는 과체중 68kg인 사람은 실제로 8kg을 더 들고 다녀야 하므로, 들고 다닐 수 있도록 뼈대가 지탱해 줘야 한다. 그래서 뼈대가 굵어지는 것이다.

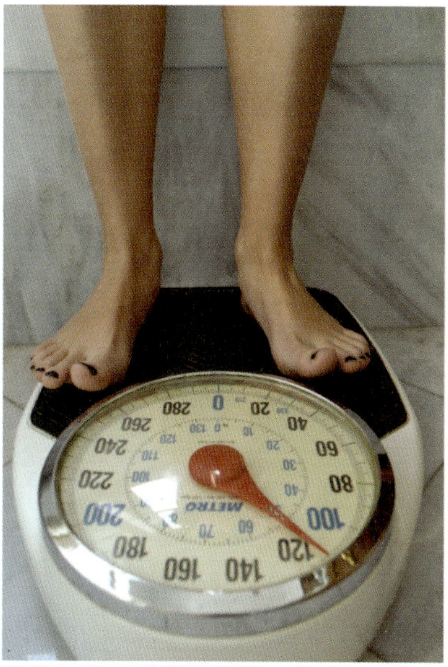

뼈도 일단 만들어지면 그대로 있는 것 같아 보이지만 그렇지 않다. 자꾸 새것으로 교체되고 있는 것이다.

골다공증이란 헌 뼈세포는 파괴되었으나 새 뼈세포로 채워지지 않았을 때 나타나는 현상이다.

황제 다이어트를 하면 일단 지방부터 빠지기 시작한다. 제대로만 한다면 하루에 180g 이상씩 빠지는 것이다. 단식하는 것과 동일한 효과를 일으킨다.

단식할 경우 아무것도 먹지 않고 물만 마시므로 자신의 몸에 저장된 지방만 사라진다고 해도 과언이 아니다. 물론 극소량의 단백질도 사용된다. 여기에서 극소량이라고 한 것은 무시해도 되는 양을 의미한다. 즉 지방을 저장하는 데 필요했던 만큼의 단백질이 사라지므로, 이건 걱정하지 않아도 된다.

처음 2주 정도에 하루 180g씩 계산한다면 2.5kg이 빠질 것으로 보이지만, 실제로 하면 5kg 내지 7kg 빠지는 것을 관찰할 수 있다. 이런 사람은 지방만 빠진 게 아니라 함께 저장되어 체중 증가에 기여했던 수분도 빠지는 것이다.

바로 이 점 때문에 황제 다이어트를 하면 탈수증을 걱정해야 한다고 겁주기를 한다. 하지만 지방을 저장하기 위해 단백질이 필요했던 것처럼 그 공간에 물도 들어가 함께 저장되는 것이지, 오로지 지방만 저장되는 것이 아니다. 그래서 지방이 빠지면서 같이 있던 물도 함께 빠지는 것이다. 즉 몸이 더욱 필요한 것만으로 갖추어지는 것이다.

분명히 말하지만 황제 다이어트보다 지방이 훨씬 더 들어있는 케톤식이나 변형된 앳킨스 다이어트는 총 섭취 에너지의 90%가 지방에서 오는 것이다. 이것은 말이 케톤식이지 무조건 케톤이 많이 발생하게 하는 다이어트인데, 뇌전증 환자들은 경련이 일어나지 않게 하려면 이런 식사가 꼭 필요한 권장식이다. 그래도 탈수증을 걱정해야 한다는 말은 없다. 이것만 보아도 탈수증이 전혀 걱정할 필요가 없다는 것을 알려준다.

그러나 2주 정도가 지나면 체중 감소는 서서히 이루어진다. 경우에 따라 빠지고, 빠지지 않는 애매모호할 때가 있는데, 이를 조정기라고 할 수 있다. 지금까지 8kg을 감당하기 위해 굵어졌던 뼈가 이제 필요가 없게 되었으므로 뼈대가 가늘어지는 데 필요한 시간이다. 시간이 좀 걸린다. 뼈대가 가늘어지는 기간이 시작된 것이다. 지방을 저장하기 위한 공간 사이에 있던 근육도, 그리고 초과된 체중을 감당하려던 근육 단백질도 빠지기 시작한다.

황제 다이어트를 한 달 정도 하고서 체중 감소를 비교해 보라. 처음

2주차에는 체중이 많이 감소하고, 다음 2주 동안에는 2kg~4kg 정도로서 소폭 감소하였음을 알게 될 것이다.

체형을 잡아가는 관리가 필요하다

여기에서 굳이 살을 뺀다고 하지 않고 체중 감량이라고 하는 이유는 신체 전체가 골고루 체중 감량에 기여하기 때문이다.

뼈의 두께가 가늘어지고, 근육도 울퉁불퉁한 부분이 사라진다. 내장에 있는 기름 덩어리도 떨어져 나가고, 내장의 각 장기에 불필요하게 저장되었던 에너지가 제거된다. 그러다 보면 뱃가죽에 붙은 비계 덩어리가 떨어져나가지 않은 것처럼 보여도 허리 둘레가 많이 줄었음을 느끼게 될 것이다. 즉 새 옷을 사 입을 필요성이 생기는 것이다.

사실 뱃가죽에 붙은 지방 덩어리는 생존에 필수적인 도구이다. 우리 몸에 지방이 붙을 자리가 어디에 있겠는가? 나리에? 대뇌에? 위장에? 소장에? 엉덩이에? 사실 지방을 저장하려 해도 마땅한 곳이 별로 없다. 그래서 뱃가죽에 저장하는 것이다. 따라서 일정 부분 필요 없는 지방 덩어리가 떨어져 나가고 난 다음에 맨 마지막에 뱃가죽에 저장된 지방이 빠지는 것이다. 즉 지방 저장의 우선순위가 뱃가죽 부분이며, 이 부분의 지방이 역시 제일 나중에 빠지는 것이다.

물론, 누구나 뱃살을 제일 먼저 빼고 싶어 할 것이다. 그러나 마음대로 되는 것이 아니다. 처음 한 달은 황제 다이어트로 뱃살이 많이 빠졌지만, 그래도 잡아보면 잡히는 경우가 많다. 그만큼 많이 저장되어 있었다는 얘기다. 그리고 내장 비만이라고 해서 뱃가죽이 아닌 내장 곳곳에 지방이 쌓여 있어 배가 볼록 나오게 되는 것이다. 그래서 살찐 사람들 보면 다 배가 나와 있는 게 특징이다.

그러나 이제 서서히 빠지므로 한 달을 더 기다려, 2달 정도가 지나면 남아있는 뱃살도 빠지기 마련이다. 한 달 후 뱃가죽에 있는 기름덩어리가 잡힌다 하더라도 배는 이미 홀쭉하게 들어가 있음을 알 것이다. 내장에 낀 기름덩어리가 사라졌기 때문이다. 그러므로 크게 신경 쓸 일은 아니다.

사실 뱃가죽의 기름은 비상식량에 해당하는 것이다. 그래서 2달 정도가 지나면 신체의 상당 부분이 이미 새 세포로 채워져 있게 되며, 헌 세포는 전부 분해가 되었으므로 상당히 젊어졌다고 느낄 것이다. 물론 체형도 젊었을 때 체형으로 바뀌어져 있을 것이다.

신체의 어느 한 부분이 보기 싫다고 그 부분만 뺄 수는 없다. 무슨 이상한 이름의 운동을 하면 뱃살만 빠진다는 구호도 있긴 있는 모양이지만, 그 뱃살을 빼고 나면 다시 그쪽으로 찔 수밖에 없다. 어차피 뱃살이 찐 분이라면 그 곳이 에너지 저장에 가장 적합한 장소라고 육체가 이미 결정한 장소이기 때문이다. 따라서 이런 수고를 할 필요가 없다.

전체적으로 살이 빠지도록 해야 하는데, 이렇게 골고루 균형 있게 빠지게 하려면 신체가 전체적으로 재조정을 하도록 기다릴 수밖에 없다. 그러면 30대 초반에 또는 20대 중반에 가졌던 체형으로 돌아가게 되어 있다. 이렇게 원래 체형으로 돌아가는 데는 기간이 길게 소요되며, 대략 6개월 정도가 걸린다.

이 단계, 즉 대략 1달쯤 지난 단계에서는 신체가 지방분해 모드에 잘 적응되어 있고, 또한 지방이 많이 빠져 그동안 한 손에 4kg씩 들고 다니던 수고로움이 없어지므로 얼마나 가볍겠는가. 계단을 올라간다거나 걷는다거나 달리기 등을 하더라도 힘이 든다거나 다리가 뻐근하다는 느낌은 들지 않게 된다. 힘이 있어 보이는 것이다. 이제 운동을 하더라도 운동을 하는 만큼 살이 빠지게 되어 있는 모드이다.

예를 들면 등산을 해 보라. 등산을 한다고 해도 크게 힘이 들지 않으며, 오히려 황제 다이어트를 하기 이전보다 더 빨리 등산할 수 있음을 알게 될 것이다. 하산할 때도 오히려 달리듯 내려오지 않으면 안 될 정도로 몸이 편하게 느껴질 것이다. 평지를 걷는다 해도 다리가 피곤하지 않다.

예전 같으면 등산과 같은 격렬한 운동을 하게 되면 피로를 유발하는 물질인 젖산이 근육에 쌓이게 된다. 그래서 피로 유발물질을 제거하기 위하여 휴식을 취하거나 잠을 자야 했지만 이제는 잠을 잘 필요가 없다. 근육이 이미 지방을 연료로 사용하는 데 적응되었기 때문에 젖산이 축적되지 않아 피곤하지 않기 때문이다. 지방을 연료로 사용한 신체는 매연 발생이 없으므로 과거에 비하면 거의 피로를 느끼지 않는다고 할 수 있다. 즉 굳이 휴식을 할 필요성을 느끼지도 못하게 될 것이다.

한편, 등산이라는 격렬한 운동을 하면서 지방이라는 연료를 대량 사용하였으므로 당연히 사용한 만큼 체중이 더 감소하게 되어 있다. 운동하지 않는 사람보다는 운동하는 사람이 더 많이 빠진다고 할 수 있다.

그렇다고 격렬한 운동을 권하는 것은 아니다. 평소 하던 대로 운동하면 된다. 예를 들면 산책이라든가 테니스 등 평소에 즐겨 하던 운동을 계속 하면 되는 것이다.

황제 다이어트로 원하는 만큼 체중이 감소하였다면 더 이상 할 필요가 없다. 대략 4주에서 6주 하면 5kg 이상이 빠지며, 이미 체중이 감소한 것이다. 몸은 감소한 체중에 적응해야 한다. 그래서 한동안 테니스 등 평소 즐기던 운동을 할 때 몸이 마음대로 움직여주지 않는다는 것을 경험할 것이다.

예를 들어 등산할 경우 오르는데 예전처럼 힘을 쓸 수 없다는 느낌이 들고, 실제로도 그렇다. 등산에 필요한 근육이 비만이나 과체중일 때의 근육이 아니고, 감소된 체중에 맞게 필요한 근육이 새로 조정되고 만들어지기 때문이다. 한동안 참고 계속하다 보면 비만이나 과체중 이전보다 훨씬 더 가볍게 등산을 할 수 있는 시기가 온다. 보통 1달 이내에 이루어진다. 그러니 새 근육 만들기는 꾸준히 하는 게 도움이 된다.

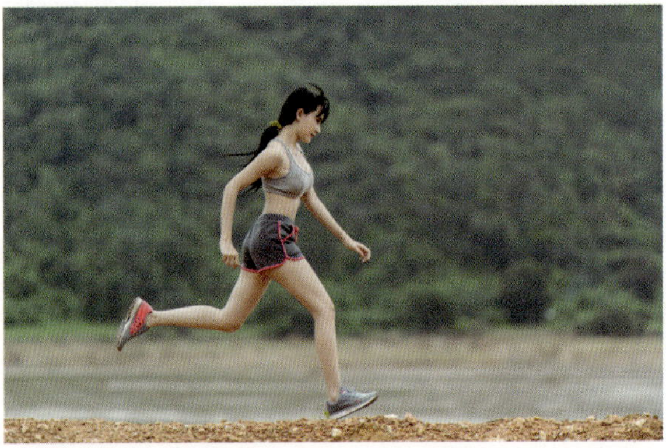

처음부터 격렬한 운동보다는 자신이 즐길 수 있는 운동을 꾸준히 하는 것도 중요하다.

16장

황제 다이어트, 그 후

황제 다이어트와 몸의 변화 과정

아침은 꼭 먹어야 한다는 말을 많이 들었을 것이다. 아침을 먹는데 쇠고기나 닭고기 아니면 삼겹살을 먹을 수는 없다. 그냥 시리얼에 우유를 붓고, 여기에 딸기 등을 넣어 맛있고 간단하게 먹으면 될 것이다.

시리얼, 우유, 딸기 모두 구입해야 할 것들이다. 파는 자는 행복할 것이고, 먹는 자 역시 행복하다. 그러나 이렇게 먹어도 탄수화물을 먹은 것이며, 이 탄수화물은 즉시 지방으로 변하므로 지방을 먹은 것과 동일한 효과가 있다. 아침 식사를 하지 않았으면 계속 '지방 분해 모드'일 텐데, 간은 '지방 합성 모드'로 돌아가 버리고 만다.

지방 합성 모드가 된 간은 아침 식사를 하는 순간부터 저녁 식사가 끝나고도 한참 동안 지방 합성 모드를 유지한다. 그래서 아침 식사를

6시에 했다면 밤 12시까지 18시간을 지방 합성 모드에 있게 되고, 밤 12시부터 아침 6시까지 겨우 6시간 동안만 지방 분해 모드에 있게 되는 것이다.

간이 지방을 합성하는 시간, 즉 깨어 있는 낮에는 아침 식사를 했기 때문에 오전 간식을 먹어야 하고, 커피도 한 잔 마셔야 한다. 점심 식사를 했기 때문에 오후 간식도 챙긴다. 그런데 오후는 시간이 길기 때문에 커피 한 잔으로도 안 되고, 과일? 머핀? 아메리카노? 빵 한 조각을 커피에 곁들인다. 아무래도 간식은 피할 수 없어 보인다. 그런 다음 집에 와서 저녁을 하고, 이후 아무것도 먹지 않는다 해도 밤 12시까지는 먹은 탄수화물을 처리해야 하므로 간은 지방 합성 모드에 들어간다.

비로소 섭취한 탄수화물이 다 떨어지고 나면 지방분해 모드로 돌아가는데 아침 6시까지 겨우 6시간에 불과한 것이다. 활동하는데 필요한 에너지를 제하고 나머지는 그래서 분해되지 않고 그대로 저장된다. 하루 이틀이 가고 한 달이 가고, 두 달이 가며, 여섯 달이 가더라도 눈에 띄게 체중이 늘어나지는 않는다.

하지만 20~30대에 결혼한 사람이 40대 중반이 되면 입었던 옷의 사이즈가 달라진다. 더 크고 펑퍼짐하게 달라지는 것이다. 50대가 되면 당뇨가 있느니, 고혈압이 생겼느니 뭐니 하면서 시대적 요구에 저항하지 못하고 과체중이든가 비만환자가 되어버리고 만다.

어떻게 해야 하는가? 아침 식사를 하지 않으면 된다. 아침 식사를 하지 않으면 점심 식사 할 때까지 밤 12시부터 낮 12시까지 12시간 동안 간은 지방 분해 모드이고, 낮 12시부터 밤 12시까지 지방 합성 모드가 되므로 지방의 합성과 분해가 균형을 이루게 된다.

독성학에서 진리라고 여겨지는 격언이 있다.

> "무엇이든 많이 먹으면 독이 되고, 적당히 먹으면 약이 되며, 아주 조금 먹으면 아무런 반응이 없다."

적당히 먹되 지방 분해와 합성이 균형을 이루도록 해주는 게 필요하다는 말이다. 즉 몸에 적당한 양을 먹는 것을 전제로 한 것이다. 그래서 과식하지 말고, 욕심내지 말고, 음식 탐하지 말고 항상 적당히 먹으라는 것이다.

5주 간 황제 다이어트로 5~6kg를 빼면 대부분 표준체중이라 불리는 정상 체중으로 돌아오게 된다. 인터넷으로 '표준체중 계산기'라고 검색하면 계산기가 뜬다. 키, 체중, 나이를 입력하면 비만도까지 다 알려준다.

표준체중은 체질량지수*로 알려진 것인데, 몸무게와 키를 이용해 계산한다. 남자는 22 전후가 표준이고, 여자는 21 전후가 표준이다. 필자의 경우 체중이 61kg이고, 키는 1.73m이다.

> 1.73×1.73=2.99이므로, 61÷2.99=20.4, 즉 체질량지수는 20.4

체질량지수 18.5 이하는 저체중, 18.5에서 23까지는 정상, 23~25는 과체중, 25~30은 비만, 30 이상을 고도비만이라고 한다. 그러므로

* 체질량지수(body mass index): 몸무게를 키의 제곱으로 나눠 측정한다.

필자는 정상 체중이고 표준체중이다.

정상 체중이 18.5~23이라 했으니 이제 정상에 해당하는 체중은 거꾸로 하면 된다. 즉 1.73×1.73=2.99에 18.5를 곱하면 55kg이고, 23을 곱하면 69kg이다. 즉 55~69kg 체중이면 정상적인 체중이란 얘기다.

키 160cm, 즉 1.6m인 여자로, 현재 체중이 60kg이라면 체질량지수는,

1.6×1.6=2.56, 60÷2.56=23.4(체질량지수 23.4)

23이 초과되므로 과체중이다. 체질량지수 21에 해당하는 표준체중을 구하면 키 1.6m이므로 1.6×1.6=2.56이 되고, 여기에 21을 곱하면 54kg이 나온다. 대략 6kg을 빼면 체질량지수가 말하는 표준체중이 된다.

황제 다이어트를 하면 하루에 180g씩 빠지므로 5주, 즉 35일만 하면 5×180=6,300g, 즉 6.3kg이 빠진다는 계산이 나온다. 5주만 하면 이 분은 15년 정도 달고 살았던 6kg을 빼고 표준체중으로 본인이 보기에도 좋고, 남들이 보아도 좋은 체중이 되는 것이다.

이렇게 보면 황제 다이어트가 별로 어렵지 않다고 볼 수 있다. 그냥 한 달만 해도 5kg이 빠진다. 굶으면서 빼라는 게 아니라 잘 먹고 빼라는 것이다.

"황제 다이어트는 고기만 먹으라고 하니 어려워요"라고 말하는데, 이건 오해를 한 것이다. 고기, 쇠고기나 돼지고기만 먹으라는 게 아니다. 얼마든지 자신이 좋아하는 먹고 싶은 음식으로 식단을 꾸밀 수 있다.

우리 몸의 상태

우리 몸은 굶은 상태와 먹은 상태가 주기적으로 반복된다. 이것을 '굶은 상태-식후상태 주기(starved-fed cycle)'라 하자.

저녁 식사 후 6시간 정도를 식후상태라 하고, 다음에 굶은 상태가 된다. 아침 식사를 하고 나면 다시 식후상태가 된다. 이 기간에 몸이 하는 일은 핏속의 탄수화물 함량, 즉 혈당을 일정하게 유지하는 것이다. 왜냐하면 우리의 뇌는 주로 탄수화물을 사용하기 때문이다.

1. 저녁 식후 상태

저녁 식사를 하고 나면 식후상태가 되는데, 탄수화물이 몸에 들어 온 것이다. 대략 6시간 정도로 저녁 6시에 식사했다면 밤 12시까지로 본다. 간의 탄수화물 저장고는 400g이다. 간은 자신의 저장고에 이 탄수화물을 저장하지만, 비상용으로 항상 채워져 있다. 그러므로 새로 들어온 탄수화물을 더 저장할 수가 없다. 그래서 새로 들어온 탄수화물은 지방으로 바꾸어 피로 내보내며, 몸에 저장된다. 그래서 탄수화물을 지방이라 하는 것이다.

2. 자정 이후 굶은 상태

뇌는 계속 탄수화물을 사용하므로 피 속에 들어있는 탄수화물, 즉 혈당이 줄게 된다. 그러면 우선 간에 저장된 탄수화물을 방출하여 혈당을 일정하게 유지함으로써 뇌가 탄수화물을 계속 사용할 수 있게 해준다.

간에 저장된 탄수화물은 400g으로 1,600칼로리에 해당하는 에너지다. 잠을 잘 때 에너지 사용량은 1시간에 90칼로리이므로 밤 12시부터 아침 6시까지 6시간 동안 540칼로리, 즉 탄수화물 135g이 필요하다. 간에 저장된 탄수화물의 34%에 해당하는 양이 된다.

하지만 간에 저장된 탄수화물은 비상용으로 항상 유지해야 하므로, 동시에 지방 합성 모드에서 지방 분해 모드로 돌아가면서, 지방을 분해하여 탄수화물을 만들어 공급하기 시작한다. 즉 단식에 준하는 상태로 돌아가는 것이다. 실제로도 단식기간에 해당한다. 즉 지방 분해로 탄수화물 및 케톤체가 만들어지면서 에너지원으로 사용된다. 지방 분해, 즉 체지방 분해이므로 살이 빠지고 있다는 말에 다름 아니다.

3. 아침 식후 상태

아침 6시에 식사를 할 경우, 식사에 탄수화물이 들어 있다면 간은 지방 분해 모드에서 곧바로 지방 합성 모드로 돌아간다. 체지방이 늘어나기 시작하는 것이다.

4. 점심 식후 상태

12시까지 탄수화물을 지방으로 바꾸는 상태가 지속되며, 점심 식후에도 계속 저녁 6시까지 탄수화물을 지방으로 바꾼다.

그래서 하루 24시간 중 지방분해 상태는 6시간에 불과하고, 18시간은 지방 합성 상태가 지속되는 것이다. 즉 살 빠지는 시간은 6시간이고, 살찌는 시간이 18시간이라 할 수 있다.

5주 후의 관리법

이제 5주간 황제 다이어트를 했고, 5~6kg이 빠지니 표준체중 또는 정상체중이 되었다. 이후로도 계속 황제 다이어트를 해야 하는가? 아니다.

옛날 먹던 방식으로 돌아가도 된다. 단 하나의 조건이 있다. 점심 식사 전에는 아무것도 먹지 않는 조건이다. 이미 위에서 살펴보았다. 하루 12시간은 지방을 합성하여 저장하고, 하루 12시간은 지방을 분해하여 사용하라는 것이다.

점심 식사 전에는 아무것도 먹지 말고, 점심 식사 후 저녁 식사까지 먹고 싶은 것을 먹고 싶은 만큼 먹어도 된다. 과일을 먹어도 좋고, 요구르트, 아이스크림, 과자, 빵 등 맛있어 보이는 것들은 무엇이든 먹어도 좋다.

간식으로 먹어도 좋고, 후식으로 먹어도 좋다. 설탕을 듬뿍 넣은 믹스 커피도 좋고, 주스도 좋고, 술 마셔도 좋다. 맘대로 먹고 마셔라. 그래도 괜찮은 이유가 있다. 이렇게 다 먹고 마셔도 적당히 먹고 있다고 할 수밖에 없기 때문이다.

적당히 먹는다는 말은 아침 식사를 하지 않는다는 말과 같다. 아침 식사만 하지 않으면 된다는 말이다. 그러면 황제 다이어트를 5주간 한 보람이 있지 않은가? 단, 오전에는 아무것도 먹지 말고 마시지 말아야 한다.

아침에 일어나 출근하여 믹스 커피 한잔이면 순간적으로 간은 지방 분해 모드에서 지방합성 모드로 돌아가 버리며, 카페인에 약간 정신이 팔려 있지만 곧이어 지방 합성에 부족한 탄수화물을 먹으라는 신호가 올 것이다. 그래서 도넛 한 조각, 또는 과자, 사탕, 과일, 주스, 콜라 등 뭐든 먹고 마시게 될 것이다. 그러니 커피믹스 한잔도 조심해야 하는 것이다.

정 커피가 필요하여 마시려면 그냥 설탕이 들어있지 않은 블랙커피로 마시는 게 좋다. 아침을 굶을 수만 있다면 굶어라.

혼술, 혼밥 하는 1인 가구는 스스로 아침을 굶으면 된다. 혼술이란 혼자 술 마시는 것이고, 혼밥은 혼자 밥 먹는 것이다. 그러니 스스로 마시지 않고, 먹지 않으면 된다.

이 시대는 부부 2인 가구나 자식이 1~2명 있는 3~4인 가구가 대부분이다. 고등학생 이상인 집안 식구들 모두 아침을 굶겨라. 그러면 아침이 한결 여유 있고, 보람차게 보낼 수 있다. 주부로서 할 일이 적어지니 얼마나 좋은가!

아침 식사를 하지 않으면 잠을 더 잘 수도 있다. 늦잠 잘 수도 있으니 얼마나 좋은가! 그런데 이 시대에는 보고 듣는 모든 게 '아침은 꼭 먹어야 한다'는 것이다. 그러니 안 먹고 견딜 재간이 있는가? 무슨 전문가, 대학교수, 의사라면서 아침은 꼭꼭 챙겨 먹으라고 신신당부한다.

이유는 간단하다. 아침 식사를 해야 각종 시리얼과 우유 등 유제품, 그리고 주스 등 음료수, 과일을 팔 수 있기 때문이다. 먹는 사람이 있어야 팔 수 있는 것이다.

어느 대학교수가 '아침 식사를 꼭 해야 한다'면서 신문에 기고할 경우 글의 제일 마지막에 '이 연구는 ○○식품으로부터 연구비를 지원받아 이루어졌습니다'라고 덧붙여야 할 것이다. 그러나 이렇게 양심적으로 덧붙임 글을 넣은 경우는 적어도 우리나라에서는 보지 못했다. 뉴욕

타임스의 경우 심심찮게 '이 글을 쓰기 위한 연구비로 ○○회사로부터 일부 지원을 받았습니다'라는 덧붙임을 볼 수 있다. 신문사도, 글쓴이도 양심적인 것이다.

이 덧붙임 글이 의미하는 바는 무엇인가? 모르는 사람은 없을 것이다. 연구 결과 나온 통계 숫자를 인용하여 '아침밥을 먹으면 머리가 좋아지고, 학생들은 공부를 잘하게 되기' 때문에 밥 먹으라는 것 아닌가.

왜 공부를 잘하게 되는가? 앞서 본 바와 같이 뇌가 탄수화물을 좋아하기 때문이란다. 하지만 뇌는 지방도 좋아한다.

아침 식사는 거르자

단식하면 머리가 맑아지는 현상을 경험할 수 있다. 그래서 단식 기도도 하는 것이다. 아침에 머리가 상쾌한 이유는 밤사이 단식했기 때문이다.

머리를 쉬게 한다는 것은 단식으로 탄수화물 사용을 줄이고, 그만큼 지방을 사용하도록 했기 때문이다. 머리가 상쾌하므로 학생들은 공부를 잘하게 된다. 이렇게 명확하고 명쾌하고 자명한 것을 무시할 것인가? 점심 식사 전까지 아무것도 먹거나 마시지 않으면 배도 고프지 않다.

산소를 운반하는 적혈구는 탄수화물만 사용한다. 아침 식사를 하면 산소운반이 좋아져 온몸 구석구석 필요한 산소를 더 잘 운반해 주기 때문에 특히 머리에 산소를 잘 공급해 주어 공부를 잘하게 된다고 할 수 있을까? 이런 거 없다.

아침밥을 먹지 않으면 단식 상태가 지속되며, 몸 어딘가 쌓여있는 지방으로 탄수화물을 만들어 필요한 만큼 공급한다. 따라서 아침밥을 먹으면 적혈구가 탄수화물을 더 먹어서 산소를 더 잘 운반하는 일 없다. 적혈구가 생각하는 존재인가? 아침밥이라는 탄수화물을 더 원하게. 아침밥을 먹든 말든 산소 운반과는 전혀 관계없다.

오히려 아침밥을 먹지 않으면 우리의 뇌는 더 상쾌하게 되고, 피로를 덜 느끼기 때문에 기억력이 증가하고, 결과적으로 공부를 더 잘할 수 있는 것이다. 그래서 아침밥을 먹으라고 하는 말을 들으면 '반대로 얘기하고 있네'라고 할 수 있어야 한다.

제발 점심 식사 전까지는 아무것도 먹거나 마시지 말라. 대신 점심 식사 이후에는 먹고 싶은 것, 원하는 것, 무엇이든 맘대로 먹어도 된다. 사과 등 과일, 아이스크림, 우유, 커피, 술, 과자, 빵집에 가면 흔히 보이는 맛있어 보이는 것들, 각종 떡, 주스, 밥, 핫도그, 피자, 햄버거 탕수육, 짜장면, 칼국수... 맘대로 먹고 싶은 만큼 먹고 마셔도 된다.

이래도 어려운가? 어렵지는 않다는 것을 알고 있는데 텔레비전에서 무슨 의사, 무슨 전문가, 무슨 교수, 무슨 아나운서, 무슨 배우가 아침 식사를 꼭 하라고 했다는 거다. 한 번도 아니고 수십 번을 듣고 보았으니 세뇌된 것이다. 프로그램 된 것이다. 마치 로봇처럼.

심지어 아침밥을 꼭 챙겨 먹어야 살이 빠진다고도 한다. 먹지 않으면 살 빠진다는 건 알겠는데, 먹으면 살이 빠진다고? 황제 다이어트도 잘 먹으면서 살 빼는 방법인데 똑같은 말 아닌가? 아니다. 탄수화물을 먹으면 먹은 것이고, 지방과 단백질을 먹으면 먹은 게 아니므로 다르다는 것이다.

내 몸을 위해 저항하자

이 시대는 풍요의 시대요, 생산과잉의 시대다. 먹거리는 거의 무한대로 생산되는 시대다. 먹고 싶은 건 전 세계 어디에서 생산되든 관계없이 다 구입하여 먹을 수 있다. 돈만 있으면 된다. 생산이 문제가 아니라 판매하는 게 문제다.

먹거리는 쉽게 변질되고 부패하기 때문에 정해진 기간 안에 팔지 못하면 버려야 한다. 이건 '돈 버리는 짓'과 같다. 그래서 똑똑한 인간의 머리는 온갖 수단을 다 동원하여 사람들이 더 많이 먹고, 더 많이 마시게 해야 된다. 왜냐고? 돈 버리는 짓 하지 않기 위해서다.

그런데 아침 식사를 하지 말라고 하면 바보같이 돈 버리는 일이 된다. 그래서 머리가 좋아진다, 학생들은 기억력이 향상되어 오전 공부에 도움이 된다는 등 온갖 이유와 근거, 통계를 들먹인다. 사람들이 듣고 보면 솔깃할 내용으로 설득해 아침 식사를 하도록 프로그램 하는 것이다.

다시 한 번 강조한다. 점심 식사 전까지 아무것도 먹거나 마시지 말라. 점심 식사든 저녁 식사든 맘대로 먹고 싶은 만큼 마시고 싶은 만큼 아무것이나 먹고 마셔도 된다.

이렇게까지 말한다. 아침 식사를 하지 않았으니 점심 식사를 두 배로 해도 된다. 이래도 안돼? 꼭 아침 식사를 해야 해? 인간이 꼬박꼬박 아침 식사를 챙기기 시작한 건 100년도 채 되지 않았다. 오히려 먹을 것이 없어 굶기를 밥 먹듯 했다. 하루 한 끼 식사만 할 수 있어도 행복했던 때가 인류 역사에서 불과 100년 전이었다.

우리나라는 더했다. 멀리도 안 가고, 일제 치하와 6.25 전쟁을 겪으며, 그리고 전쟁이 끝나 파괴되고 황폐화된 1960년대 까지도 굶기를 밥 먹듯 했다. 쌀이 없어 미국에서 무상원조로 받은 밀가루를 먹으라면서 심지어 학교에서는 선생님이 쌀 도시락 싸오지 말라고 도시락 검사까지 했던 시절이 있었다.

정부에서 밀가루를 먹으라고 분식장려운동을 벌였다. 당시 영양사들 하는 일이 밀가루 음식을 먹으면 건강에 이렇게 좋고, 저렇게 좋고 어쩌구 저쩌구 그럴듯한 온갖 이유를 대면서 국민에게 밀가루를 못 먹여 안달했다.

지금은 세상이 바뀌었다. 쌀이 남아서 걱정이다. 심지어 쌀농사 하지 말라는 세상이 되었다. 쌀이 남으면 버려야 하는데, 이건 돈 버리는 짓이 되기에 아침밥은 꼭 먹어야 한다고 말하면 본말이 전도된 것이다. 쌀 소비를 위해 아침밥을 먹어야 한다는 게 '더 말이 안 되는 짓'이기 때문이다.

아침 식사를 하면 좋다면서 아침 식사를 하지 않으면 큰일 난다는 식으로 겁도 주고, 머리도 좋아지면서 아우르고, 똑똑하다는 인간의 머리가 동원할 수 있는 모든 수단을 동원하여 아침 식사를 꼭 해야 한다는 세상이 되었다.

1980년 이후에 비로소 하루에 세 끼니를 챙겼다고 할 수 있다. 하루 세 번 식사하기 시작한지 40년도 안되었다. 그래도 아침 식사를 해야 할까?

시대에 저항해야 한다. 그래야 인간답게 건강하게 살 수 있다.

17장

황제 다이어트 하랬더니

하루를 해도 제대로 하자

황제 다이어트를 하라 했더니 고기는 먹고 밥만 안 먹으면 되는 줄 안다. 정말 그런가?

단백질은 탄수화물이 될 수 있다고 했다. 고기를 먹으라 했더니 어떻게 기름 덩어리를 먹을 수 있냐면서 기름 덩어리는 다 떼어내고 살코기만 먹는다. 살코기는 단백질이다. 먹은 살코기가 탄수화물로 변하니 탄수화물을 먹은 거나 다름없다. 그러니 살이 빠질 수가 없는 것이다.

기름 덩어리는 그야말로 지방이다. 그러므로 탄수화물을 만들기 위해 지방을 사용하게 된다. 그래서 살이 빠지게 된다. 지방으로 탄수화물을 만드는 과정에서 살이 빠지는 것이다. 단백질 부분, 즉 살코기만 먹어서는 살 빼는 효과가 크게 감소하거나 거의 살 빼는 효과가 없는 것이다. 고기만 먹어도 살이 안 빠졌다고 하는 경우에 해당한다.

황제 다이어트는 고기를 먹고 밥만 안 먹으면 된다 해서 고기만 먹고 밥은 안 먹었는데 살이 빠지지 않는다고 한다. 그래서 정말 그런지, 어느 식당에 가서 식사를 하는지 궁금해서 같이 가서 식사하자고 했다. 그랬더니 등심만 나오는 게 아니다. 여러 가지 반찬이 나왔다. 그 중 총각김치, 백김치, 그리고 도토리 묵 무침에 오이 초무침도 있었다. 식사를 마치고 후식으로 사과가 나왔다.

우선 탄수화물이 많아 보이는 게 도토리 묵 무침, 사과가 있고, 식사를 한 후 커피 한 잔을 마시는 것이다. 그러면 커피에 있는 탄수화물 9g, 도토리 묵 무침에 탄수화물 15g, 사과가 15g이니, 총각김치나 백김치에 들어있는 탄수화물은 무시한다고 하더라도 이 한 끼에 탄수화물 섭취량이 40g이 넘는 것이다. 밥을 먹지 않아도 탄수화물 섭취량이 많아지므로 그만큼 몸 안에 있는 지방을 이용하여 탄수화물을 합성할 필요성이 줄어드는 것이다.

그래서 하루에 180g이 빠진다고 했는데, 왜 저는 살이 빠지지 않았냐고 항변하는 것이다.

"저는 그렇게 살이 안 빠지던데요. 황제 다이어트 해봐도 효과가 없어요."

당연하다. 이런 식으로 고기를 먹고 밥만 먹지 않았다고 해서 살이 빠질 수가 없는 것이다. 하루에 180g이 빠지는 건 단식했을 경우다. 즉 아무것도 먹지 않은 상태를 의미하는 것이다.

고기를 먹었더라도 밥으로 대표되는 탄수화물을 먹지 않았을 경우에 해당하는 것이다. 탄수화물의 다른 이름인 도토리 묵 무침에 사과를 먹고, 커피 한 잔을 마셨다면 단식하지 않은 것이다. 먹었다는 얘기다. 먹은 만큼 살은 빠지지 않는 것이다.

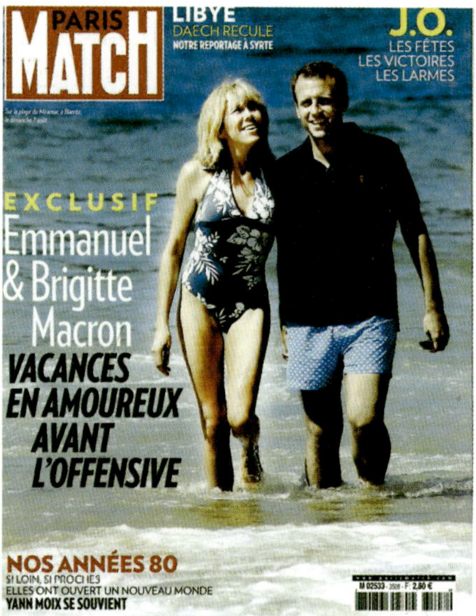

마크롱 프랑스 대통령의 부인 브리짓 마크롱 여사는 64세인데도 젊은이 못지않은 몸매를 갖고 있다.
출처: PARIS MATCH

하루 180g이면 1주일 7일 이니까 180×7=1,260g으로 1.2kg이 빠져야 하고, 4주 했다면 180×7×4=5,040g, 즉 5kg이 빠져야 하는 것이다. 그런데 이 사람은 밥 먹고 싶어 안달을 했음에도 불구하고 꾹 참고 놀라울 정도로 인내심을 발휘하여 4주 연속 황제 다이어트를 했는데 살이 겨우 1.2kg밖에 빠지지 않았던 것이다. 이유는 도토리묵에 사과 등 탄수화물을 섭취했기 때문이다. 효과가 전혀 없다고 할 수는 없어도 제대로 살이 빠졌다고 할 수는 없는 다이어트를 한 것이다.

황제 다이어트는 과체중이나 비만증으로 살을 빼 정상적인 체중으로 가기를 원하지만, 단식하기 어려운 사람들을 위해 권장하는 방법이다. 굶으면, 즉 아무것도 안 먹으면 살이 빠진다는 거는 누구나 다 알고 있다. 하루 굶으면 180g이 빠지고, 5주 굶으면 5kg 이상이 빠진다는 것도 알고 있다. 그래서 굶을 수는 없는 사람들을 위해 마련한 방법이 황제 다이어트다.

탄수화물은 최대한 피한다

황제 다이어트를 한다면서 식당에 가서 삼겹살을 먹는 건 좋은데, 여기에 밥이나 연근무침, 감자무침 등 탄수화물을 함께 섭취하면 단식효과가 사라지는 것은 물론, 삼겹살의 지방과 단백질이 탄수화물 때문에 체지방으로 갈 위험이 도사리고 있다.

탄수화물을 섭취하면 신체는 지방합성 모드로 들어가기 때문이다. 이것은 아주 위험할 뿐 아니라 오히려 역효과가 발생할 수 있고, 결과는 과체중이나 비만이 더 심해질 수 있다는 점이다.

따라서 황제 다이어트를 시작한 이상 신체가 지방합성 모드로 들어가지 않도록 탄수화물 섭취를 최대한 중단해야 한다. 황제 다이어트를 한다고 식당에서 삼겹살을 주문하여 배를 채웠다고 하더라도 도토리묵 등 탄수화물이 들어있는 요리가 무엇인지 살펴서 반드시 최대한 정성껏 작정하고 피해야 한다. 이점은 극히 중요하다고 새삼 강조할 수밖에 없다. 부록의 <식품 종류별 영양성분표>를 살펴보기 바란다.

식당에서 삼겹살 요리로 배불리 먹었다고 하더라도 곁들어 먹는 상추나 쌈장 외에 탄수화물이 들어 있는 반찬을 곁들이지 말아야 하는 것이다. 이점은 아주 중요하므로 새삼 강조한다. 탄수화물이 많이 들어 있는 연근조림이라던가 감자조림을 아무 생각 없이 맛있다고 먹을 경우 황제 다이어트 조건에 위배된다는 점을 알아야 한다.

입가심으로 콜라나 사이다를 마셔도 황제 다이어트 조건에 위배된다. 황제 다이어트는 단식할 수 없는 분들을 위한, 즉 배불리 먹으면서 힘들이지 않고 살 빼는 방법이기 때문이다.

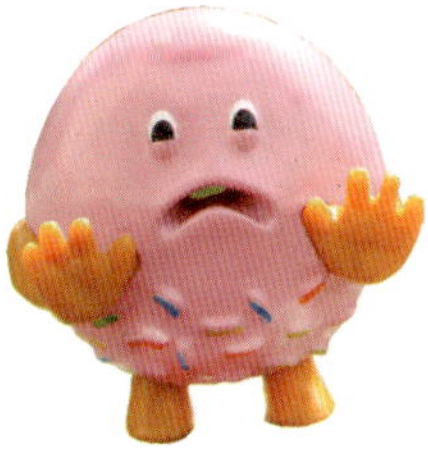

18장

황제 다이어트의 **오해와 진실**

고기만 먹어서 황제 다이어트?

한마디로 아니다. 10장에서 살펴보았듯이 케톤식을 생각해 보면 된다. 케톤식은 약물로 경련을 억제할 수 없는 뇌전증 환자들은 아침, 점심, 저녁으로 평생 먹어야 하는 먹거리다.

필자는 김홍동, 강훈철 교수의 『케톤 생성 식이요법을 위한 케톤식 식사 가이드』가 한국에서 출간된 것을 정말 고맙게 생각한다. 이 책은 앳킨스 다이어트보다 훨씬 더 많은 지방을 먹어야 하는 케톤식 레시피를 85개를 내놓았고, 변형된 앳킨스 다이어트 레시피도 5개나 내놓았다.

케톤식 레시피나 변형된 앳킨스 레시피를 보면 전부 다 지방과 탄수화물+단백질 비율이 4:1이다. 앳킨스 레시피는 1.5:1 정도였는데, 변형시켰으므로 4:1이 된 것이다. 에너지 섭취량의 80%가 지방인 것이다.

무슨 탈수증이니 전해질 이상이니 이런 말도 안 되는 것으로 호도해서는 안 되는 그야말로 몸 안에서 케톤이 만들어지는 케톤식인 것이다. 그 중 31번째 레시피로 소개된 '케토 피자'를 예로 들어보자.

레시피를 보면 달걀(전란), 프랑크소시지, 모차렐라치즈, 양송이버섯, 파프리카(빨강), 피망(초록), 양파, 버터, 올리브유로 총 400칼로리이지만, 지방과 탄수화물+단백질 비율은 4:1을 유지한다. 올리브유가 20.8g이고, 달걀, 소지지, 치즈, 버터가 기름범벅이며, 보기 좋고 풍미를 내기 위해 탄수화물은 파프리카, 피망, 양파가 조금 들어갔을 뿐이다. 이 뿐만 아니라 소개된 90개 메뉴 전체가 극단적인 황제 다이어트라고 해도 과언이 아니다.

대부분 레시피는 400칼로리 기준으로 했는데 올리브유 참기름이 20~30g이 들어간다. 올리브유든 참기름이든 콩기름이든 모두가 다 기름이고 지방이다. 이 기름 또는 유지가 차지하는 에너지 함량은 400칼로리 중 300칼로리에 가깝다. 예를 들면 케토 월남쌈 레시피의 경우 올리브유가 32.5g 들어가는데, 이것만 해도 에너지가 292.5칼로리로 나머지가 전부 단백질과 탄수화물이라고 가정해도 비율이 4:1에 근접하는 양이다.

케톤식으로 하루 섭취기준이 1,000칼로리라면 탄수화물 10g, 단백질 15g, 지방 100g으로 탄수화물 40칼로리, 단백질 60칼로리, 지방 900칼로리로 탄수화물 4%, 단백질 6%, 지방 90%의 비율이 된다.

음식 피라미드 기준으로 맞춘다면 탄수화물이 600칼로리, 단백질 150칼로리, 지방 250칼로리, 탄수화물 250g, 단백질 32g, 지방 28g이 되어야 한다.

일반인들에게 케톤식을 먹으라고 하면 큰일 날 것처럼 떠들겠지만,

뇌전증 환자들에게 반드시 필요한 식단인 것이다. 필자가 제시하는 황제 다이어트가 문제가 된다면 당연히 케톤식도 문제가 되어야 할 것이고, 더구나 변형된 앳킨스 다이어트는 더 문제가 되어야 할 것이다.

황제 다이어트의 핵심, 탄수화물 줄이기

황제 다이어트, 즉 '저탄수화물, 고지방 식사'는 탄수화물을 전체 칼로리의 5~10% 정도로 줄이는 대신 지방섭취를 70% 이상으로 늘리는데, 비판적인 사람들은 우선 '비정상적인 식사법'으로 규정해 버린다. 그러면서 지방, 특히 포화지방을 과다하게 섭취하면 LDL 콜레스테롤(나쁜 콜레스테롤)이 많아진다는 것이다. 여기에서 LDL 콜레스테롤은 7장에서 설명한 HDL 콜레스테롤(좋은 콜레스테롤)과 대비되는 콜레스테롤이다.

왜 LDL 콜레스테롤이 나쁜가? 콜레스테롤이 너무 많이 들어있는 배이기 때문이다. 탄수화물을 섭취하면 곧바로 간은 콜레스테롤 등 지방을 합성하는데, 이들을 피로 방출하면서 운반할 배도 함께 만들어 내보낸다. 즉 콜레스테롤이라는 지방, 중성지방이라는 지방, 이외에 각종 지방을 LDL이라는 운반선에 실어 내보내는 것이다. 이 LDL이라는 배에 실려 있는 콜레스테롤은 가득하고 너무 많다. 그래서 LDL이 많다는 말은 콜레스테롤이 필요 이상으로 많다는 얘기에 다름 아니다.

왜 LDL이란 운반선이 만들어지는가? 지방을 먹어서 생기는가? 아니면 탄수화물을 먹어서 생기는가? 당연히 탄수화물을 먹어서 생기는 것이다.

지방을 먹으면 HDL이란 운반선이 만들어진다. 이 HDL은 간 이외의 다른 부분에서 콜레스테롤을 회수하여 간으로 운반하는 운반선이다. HDL이 많다는 것은 지방이나 콜레스테롤이 적어지고 있다는 얘기에 다름 아니다. 즉 살 빠지고 있다는 또 다른 증거인 것이고, 동맥경화나 고혈압 등 각종 성인병이 호전되고 있다는 신호인 것이다.

이미 앞에서 언급했듯이 1주일 간 황제 다이어트를 한 사람의 HDL이 증가했다는 것은 SBS 방송이 실험한 결과에서 증명되었다. 장기간은 어떻게 될지 모르겠다는 말이 있었지만, 그래서 1주일은 확실히 증명된 것이다.

그렇다면 황제 다이어트 보다 훨씬 정도가 심하게, 정말 극도의 지방위주로 만들어진 케톤식을 평생 먹는 뇌전증 환자들은 큰일이 나도 엄청 큰일이 나야 한다. 이들에게서 LDL 콜레스테롤이 증가해서 고혈압, 동맥경화, 중풍 등이 발생해야 할 것 같지만 오히려 뇌전증 치료 전문의들이 오죽하면 책까지 냈겠는가를 생각해 봐야 한다.

음식 피라미드로 대표되는 탄수화물, 단백질, 지방이 균형 잡힌 식단이 비만, 당뇨병 및 고혈압 등을 예방하고 관리한다는 주장은 황제 다이어트를 쓰고 있는 필자의 입장과 전혀 상반된 것이다. 그리고 케톤식을 먹어야 하는 뇌전증 환자들을 괴롭히는 주장이라고 할 수 있다.

탄수화물 과다섭취가 문제라면서 좋은 탄수화물도 있으니 설탕, 과당이란 이름의 나쁜 탄수화물 섭취를 줄이는 게 문제 해결이라고 말하기도 한다. 하지만 탄수화물은 탄수화물이다. 설탕을 먹든 사과를 먹든 탄수화물이고, 몸에 들어가면 모두 지방으로 변한다는 점은 동일하다. 흰쌀밥이 좋으냐 아니면 현미밥이 좋으냐 아니면 잡곡밥이 좋으냐라는 말도 비슷하다. 흰쌀밥이든 현미밥이든 잡곡밥이든 탄수화물은 탄수화물이기 때문이다. 모양과 모습은 다르지만 모두가 탄수화물인 것이다.

황제 다이어트의 핵심은 뭘 먹어도 좋으나, 탄수화물 섭취를 단식수준으로 줄이라는 것이다. 그러면 하루에 180g 이상 살이 빠지며, 6주만 하면 7~8kg이 빠진다. 그러면 거의 대부분의 과체중 또는 비만환자는 정상체중으로 돌아온다는 점이다.

정상 체중에서 더 이상 황제 다이어트를 권장하지는 않는다. 그러므로 한 6주간 약 먹는다 생각하고 황제 다이어트를 해보라는 것이다. 영양 전문가들이 무시무시한 겁을 주는데, 케톤식에 비하면 너무 점잖은 방법이기 때문에 전혀 걱정할 필요가 없다는 점을 알고서 하라는 것이다.

6주 황제 다이어트가 끝났으면 다음부터는 16장에서 얘기한대로 아침 식사를 포함해서 오전에는 아무것도 먹지 않는 방식만 택해도 된다.

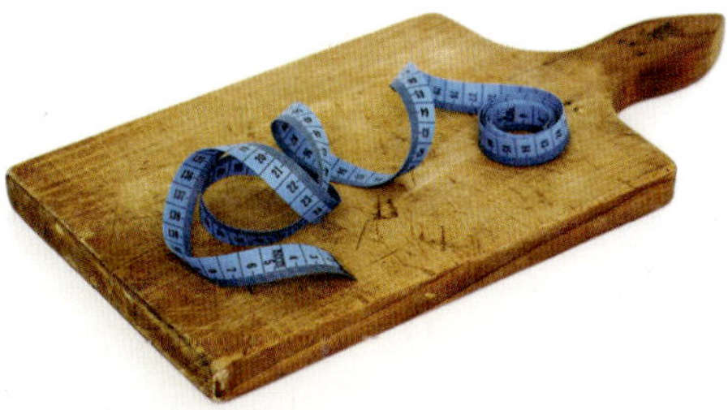

19장

황제 다이어트의 부작용?

황제 다이어트가 탈수를 부른다고?

필자가 1997년 황제 다이어트 책을 출간한 후 어느 영양관련 학회에 초청되어 황제 다이어트를 소개할 기회를 갖게 되었다. 하지만 토론 중 알고 보니 필자를 공개적으로 망신주려고 초청한 것을 알게 되었다.

필자가 받은 질문 중 하나는 '황제 다이어트는 탄수화물 섭취를 최대한 줄이고, 지방을 최대한 섭취하기 때문에 탈수증을 유발할 수 있는데, 이 문제를 어떻게 해결할 것이냐'는 것이다. 그래서 필자는 '지방을 태우면 물이 많이 만들어지므로 탈수 증세는 일어날 수 없다'고 대답했다.

이에 관해 우리는 이미 과학적인 사실을 알고 있다. 낙타는 물을 마시지 않고도 사막을 잘도 건넌다. 낙타는 혹에 지방덩어리를 다량 축적하고, 그 지방을 태워 에너지로 사용하며, 그 과정에서 나오는 물을 이용하기 때문이다.

낙타 혹에 들어있는 지방 1g을 사용하면 물 1.1g이 나온다. 그러나 탄수화물 1g으로는 물 0.6g밖에 만들지 못한다. 낙타는 이런 지방 덕분에 물이 필요 없이 사막을 잘도 가는 것이다.

사막에는 풀이 없어 낙타가 탄수화물을 섭취할 수가 없다. 결국 축적한 지방을 태워 창고를 비울 수 있으며, 고급연료만 사용하므로 힘이 안 들게 된다. 지방이 바로 낙타에게는 생명줄인 셈이다.

그러나 사람은 다르다. 풀 없는 사막에서 사는 것도 아니고, 사막을 건너가면서 사는 것도 아니며, 그렇다고 곰처럼 겨울잠을 자는 것도 아니다. 그렇다면 어찌 해야 할 것인가? 답은 명백하다. 탄수화물 섭취를 의식적으로 줄이는 수밖에 없는 것이다. 그리고 일상생활을 위해서 기름을 태우는 것이다. 기름기 많은 고기를 먹으면 물을 많이 마실 수가 없다. 아니 많은 물이 필요하지 않다.

영양가 없는 식물성 화이버, 즉 식이섬유를 먹으면 변비가 생기지 않도록 하기 위해 많은 양의 물을 마셔야 한다. 물을 많이 마시지 않으면 화장실에서 고생을 톡톡히 할 각오를 하라. 고생을 좀 한 다음 변비에 좋은 약이나 식품, 요구르트 등을 찾을지도 모른다. 그러나 요구르트 안에도 탄수화물이 들어있다는 것을 알면 역시 물이 필요하다는 것을 알 것이다.

마지막으로 한 마디 더. 탄수화물은 몸의 구성 성분을 만드는 데만 사용하도록 하자. 연료는 지방을 태워라. 우리의 일용할 양식은 탄수화물이 아니라 바로 지방인 것이다.

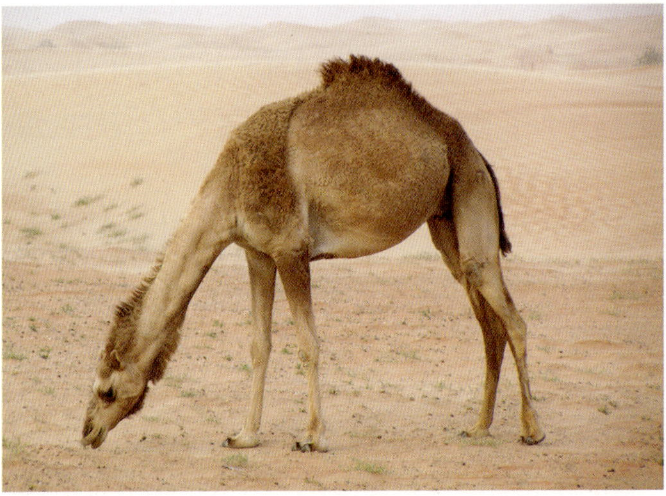

사막의 낙타
낙타는 저장한 지방으로 물을 만들기 때문에 사막에서도 견딜 수 있다.

황제 다이어트가 건강을 망친다고?

필자의 황제 다이어트가 출간되고 얼마 후 SBS에서 필자를 찾아와 황제 다이어트에 관해 취재를 했다. 그리고 실제로 지원자 2명을 대상으로 '황제 다이어트 1주차 식단'을 먹게 했다. 그 결과는 방송에 나온 멘트를 인용해본다.

> "고지방 고단백 다이어트를 하면 살이 찐다는 일반적인 예상과는 달리 한 사람은 0.6kg, 다른 한 사람은 1.5kg이 줄었다. 그렇다면 이들의 건강상태는 어떻게 변화했을까?"

이에 대해 전문가는 이렇게 의견을 밝혔다.

> "총 콜레스테롤은 좀 올라갔지만 대부분 HDL 콜레스테롤이 올라갔고, 중성지방은 줄어들었기 때문에 지질 양상이 몸에 해로운 방향으로 갔다고 하기는 어려울 것 같다."

따라서 황제 다이어트가 동맥경화 예방에 좋다는 이론을 뒷받침하는 결과였다. 그러나 부작용에 대해서는 한 전문가가 "혈액이 농축되어 있는, 즉 탈수가 진행된 양상을 보이고 있다. 이 상태가 장기간 지속 시 몸속 전해질에 이상이 발생할 수 있다. 전해질 균형이 깨지면 몸의 전체적 기능에 이상을 가져올 수 있다. 이번에는 사실 단기였고, 큰 문제는 없지만 건강에 무리가 될 소지는 여전히 있다고 본다."라고 말했다.

이 전문가는 결론적으로 "아직은 황제 다이어트가 옳은지 그른지 입증되지 않았기에 시도하려는 분들은 결론이 날 때까지 기다리는 게 좋다는 생각이다."라고 밝혔다.

그리고 다이어트의 궁극적 목표는 외모가 아닌 건강이어야 한다면서, 99명이 성공했다 하더라도 한 명의 부작용이 우려되는 상황이라면 그것이 아무리 좋은 방법일지라도 실천은 결국 건강을 담보로 한 모험이 될 수밖에 없을 것이라는 아나운서의 멘트로 방송이 끝났다.

아마도 이게 방송사의 입장일 듯한데, 황제 다이어트를 하라는 것인지 하지 말라는 것인지 애매하고 모호하게 얼버무리며 끝나는 것이다.

하지만 옳고 그름을 떠나서 과학적으로 문제가 없다는 건 증명되었다.

바로 김홍동, 강훈철 교수의 『(케톤 생성 식이요법을 위한)케톤식 식사 가이드』가 증명하고 있는 것이다.

황제 다이어트는 단백질 섭취량으로 볼 때 케톤식 보다도 앳킨스식 다이어트에 가깝다. 케톤식은 지방과 탄수화물+단백질 비율이 4:1인데 비해, 앳킨스식은 1.5:1 내지는 1.66:1이기 때문이다. 이런 케톤식을 뇌전증 환자가 평생 먹어도 아무런 문제가 없는데 황제 다이어트야말로 문제가 없다고 할 것이다.

음식 피라미드의 지방과 탄수화물+단백질의 비율은 1:3이다. 탄수화물과 단백질을 먹으면 먹을수록 케톤 발생을 억제한다. 즉 체지방 분해를 어렵게 한다. 즉 살이 빠지지 못하게 한다. 그래서 황제 다이어트는 탄수화물을 최대한 먹지 말라는 것이다. 단식과 비슷한 생리적 상태, 즉 굶고 있다는 상태를 만들지만 굶어도 허기짐, 배고픔 등의 문제가 발생하지 않도록 하자는 것이다. 그래서 황제 다이어트는 실천하기가 쉽다.

그런데 SBS 방송에서 전문가가 황제 다이어트를 하면 탈수를 일으키고, 전해질 균형에 문제를 일으킨다고 했는데, 이것은 사실이 아니다. 초기 연구 결과들이 그렇다는 얘기지, 동일한 실험을 반복했을 때 이런 초기 연구결과가 나타나지 않음을 발견했던 것이다. 즉 그렇지 않다는 것이 실험결과로 이미 뒤집힌 지 오래다.

20장

겨울잠 자는 **곰에게 배운다**

곰이 아무것도 먹지 않고 겨울잠을 잘 수 있는 이유

알라스카에는 회색곰이 산다. 유타 주립 대학교에 다닐 때 교수 중 한 분이 알라스카 여행을 갔다가 회색곰에게 공격을 당해 구사일생으로 살아 돌아온 일이 있었는데, 이 얘기가 학교 신문에 실렸다. 학교 신문 기자는 무사히 돌아온 교수에게 물었다.

"그런데도 위험한 회색곰을 보호해야 한다고 생각하십니까?"

기자의 질문에 교수의 대답이 걸작이었다.

"물론입니다. 제가 이렇게 멀쩡하게 살아 있지 않습니까?"

곰은 겨울잠을 잔다. 얼마나 자는가 보니 최대 7개월까지다. 1년 12달 중 7달을 잠으로 보낸다. 곰은 자면서 살이 빠진다. 자는 곰에게 일어나는 일은 다음과 같다.

1. 먹거나 마시지 않는다.
2. 소변, 대변 등 배변 활동을 하지 않는다.
3. 정상 체온을 유지하거나 약간 낮게 유지한다.

7달을 먹지도, 마시지도, 변도 안 보고 잠을 잔다고? 정말일까? 정말로 그렇다. 그러나 곰은 잠을 자고 있어도 누군가 건드리면 금방 깨어나 방어 자세를 취한다. 물론 필요할 경우 공격도 마다하지 않는다. 그러니 잠자는 곰이라도 건드리면 낭패를 볼 수도 있다.

곰이 7달 동안 잠을 잘 수 있는 비결은 무엇일까? 바로 지방이다. 지방을 태워 몸을 따뜻하게 유지하고, 지방에서 나오는 물을 이용한다. 체지방, 즉 몸에 쌓여 있는 지방으로 탄수화물도 만들고, 단백질도 만든다. 즉 몸에 필요한 건 다 만든다. 만일 필요한 것을 만들지 못하면 죽을 것이다. 그러나 겨울잠 자는 곰이 잠자면서 죽었다는 얘기는 못 들었다. 7달 동안 잠을 자는데 물도 마시지 않고, 오줌도 싸지 않으며, 변도 싸지 않는다.

곰의 체지방, 즉 몸에 쌓인 지방은 오줌이나 변을 만들지 않는 청정 고급 연료이며, 공해 없는 깨끗한 연료다. 만일 겨울잠 자는 곰이 오줌 싸고 변을 싼다면 자리가 불편해서도 잘 수 없을 것이다.

곰은 겨울잠을 자기 전에 몸집을 매우 뚱뚱하게 불린다. 몸 전체를 지방으로 가득 채우는 것이다. 소위 비계 덩어리가 온몸에 달라붙는 것이다. 이 비계 덩어리는 어디에서 왔을까?

곰은 잡식성이다. 동물이건 식물이건 가리지 않고 먹는다. 겨울잠 자기 전 가을에 나무에 달린 온갖 맛있는 열매는 곰이 즐겨 먹는 먹거리다. 벌집을 쑤셔 꿀을 먹기도 한다. 산란기를 맞아 살이 통통하게 오른 물고기도 잡아먹는다.

물론 열매는 주로 탄수화물이고, 아몬드나 호두처럼 지방이 많이 들어있는 것도 있다. 탄수화물을 먹으면서 다른 동물이나 물고기를 잡아먹으면 고기에 들어있는 지방과 단백질은 탄수화물을 함께 먹었기 때문에 모두 살로 간다.

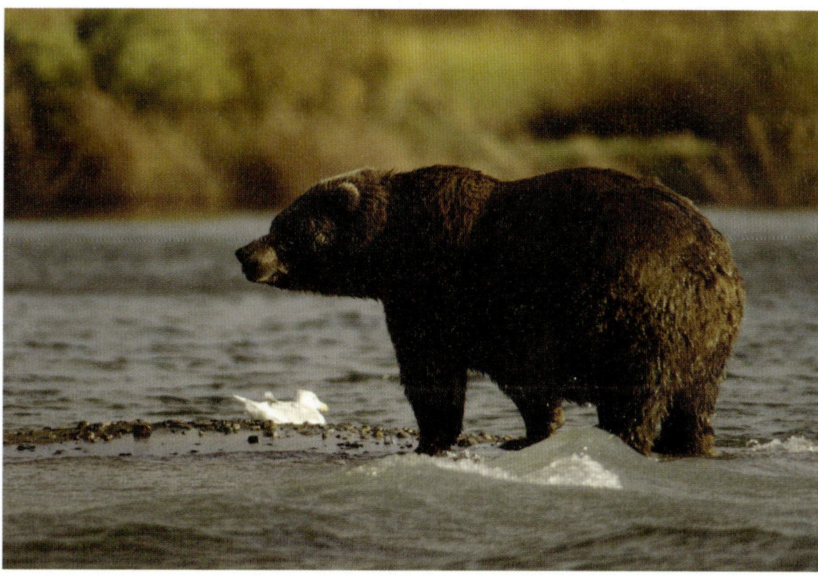

알래스카회색곰

겨울잠을 자기 전 지방을 축적하기 위해 무엇이든 먹어치운다.

살찌는 방법은 간단하다. 사람이 고기를 곁들여 밥 한 공기 먹으면 고기의 지방과 단백질이 밥에 들어있는 탄수화물 때문에 모두 살로 간다. 앞서 살펴본 대로, 지방과 단백질이 지방으로 변하고, 탄수화물도 지방으로 변하기 때문이다. 하지만 탄수화물을 먹지 않으면 지방이나 단백질이 지방으로 변하지 않는다. 먹은 게 그냥 나온다. 오줌으로도 나오고, 호흡을 통해 나오기도 한다.

겨울이 오기 전 통통하게 살이 찐 곰은 몸에 들어있는 체지방으로 7개월을 잠자면서 산다. 그런데 사람은 탄수화물을 아침, 점심, 저녁 식사에 간식까지 시도 때도 없이 엄청나게 많이 먹으면서 살이 찐다. 고기만 먹어서 살찐 것이 아니라 고기와 함께 탄수화물을 먹어서 살찐 것이다. 탄수화물을 먹지 않고 지방과 단백질만 먹으면 먹은 게 아니므로 굶은 것이다. 그러면 살이 빠진다.

사람이 탄수화물 때문에 살이 쪘다면 체지방을 태우기 위해 곰처럼 겨울잠을 자야 할 것이 아닌가? 그런데 불행히도 사람은 겨울잠을 자는 동물이 아니다. 그러면 매일 잠이라도 많이 자야 하는데, 많이 잘 수도 없다. 항상 잠이 부족하다. 수면부족으로 아침에도 게슴츠레한 눈으로 일어나 간신히 지하철을 타면 졸기 시작한다. 내릴 곳은 귀신같이 눈치 채고 일어나 내리면서도 잠을 더 잤으면 하고 바란다. 잠을 잘 수 없기 때문에 피곤한 것이다.

탄수화물을 많이 먹는 사람이라면 곰처럼 겨울잠을 자는 게 자연의 섭리일 것이다. 하지만 사람이 겨울잠을 잘 수는 없는 노릇이다. 하지만 방법은 있다. 하루에 12시간 이상을 자든지, 가능하다면 15시간 이상을 자라. 수면시간은 살이 빠지는 시간이기 때문이다. 수면시간이 적으면 적을수록 살 빠지는 시간이 적어진다는 것을 알아야 한다.

왜 12시간 자야 하는 걸까? 잠자는 시간에는 먹을 수 없기 때문이다. 하루 12시간 정도는 먹지 않는 시간을 만들라는 얘기다. 그렇지 않고 12시간 이상 잘 수 없다면 점심 식사 전까지 아무것도 먹지 않으면 된다. 효과는 동일하다.

곰은 7개월 동안 겨울잠을 자면서 단식한다. 탄수화물만 먹지 않으면 우리 몸은 먹은 것으로 인정하지 않는다. 즉 단식하는 것으로 여긴다. 그래서 누가 시키지도 않았는데 체지방, 몸에 쌓인 지방으로 몸에 꼭 필요한 탄수화물을 스스로 만들고, 단백질도 만들어낸다. 생명에 전혀 지장이 없는 것이다.

단식하면 체지방이 분해되기 때문에 케톤이 만들어진다고 했다. 매니큐어를 지우기 위해 사용하는 아세톤이 바로 케톤이라고 했다. 숨결에 아세톤 냄새가 나는 사람은 살이 빠지고 있다는 표시이기도 하다.

이 케톤은 과학적으로는 '케톤산'이라 불리는데, 산성증을 일으키고, 심하면 산독증(酸毒症)을 일으켜 건강에 해로운 것으로 겁을 준다. 10장에서 보면 케톤은 정상적으로 우리 몸에서 체지방이 분해될 때 만들어진다. 필요한 만큼 사용하고, 필요하지 않은 양은 오줌으로 배설되거나 호흡을 통해 공기로 나가버린다.

케톤이 오줌에 나타나면 '케톤뇨증'이라 해서 큰 문제가 있는 것처럼 겁을 준다. 탄수화물이 오줌에 나타나면 '당뇨병'이라 하는데, 케톤뇨증은 병도 아니고, 그냥 오줌에 케톤이 나타난다는 것이다.

오줌에 케톤이 나타난다는 말, 즉 케톤뇨증이라는 말은 '지금 살이 빠지고 있는 중입니다'하고 친절하게 알려주는 신호다. 오히려 기뻐해야 할 일이다.

곰은 겨울잠을 자면서 오줌도 싸지 않는데, 먹지도 않고 마시지도 않기 때문에 오줌 쌀 일도, 변 쌀 일도 없는 것이다. 지방을 분해하면서 몸에 필요한 물은 스스로 만들기 때문에 겨울잠 자면서 물 마실 일도 없다. 하긴 잠자면서 물 마시는 사람도 없을 것이다.

황제 다이어트를 하면 탈수증 때문에 건강에 해로울 것이라고 겁주는데, 겨울잠 자는 곰이 물을 마시지 않는 것처럼 전혀 걱정하지 않아도 될 일이다. 겨울잠 자는 곰처럼 먹지도 마시지도 않으면 되지만, 사람은 겨울잠이 없으므로 활동하는 기간에는 먹고 마셔야 한다. 정말 탈수증이 걱정된다면 물마시면 될 거다. 갈증이 나는데 물 안 마실 사람이 있는가?

황제 다이어트를 하면 오줌으로 케톤이 나온다고 했는데 케톤은 물에 녹아서, 즉 오줌에 섞여 나오는 것이다. 따라서 오줌으로 나온 만큼 물을 마시면 된다. 그게 싫으면 곰처럼 겨울잠을 자면 된다.

고기만 먹고 사는 에스키모인

이뉴잇족(Inuit)은 캐나다 북부, 알래스카와 그린란드에 사는 에스키모인이다. 이들은 매일 고기와 생선만 먹고 산다. 북극이라는 가혹한 추위 때문에 6~9개월은 채소나 밀을 재배할 수 없어 탄수화물을 전혀 먹을 수 없다. 이들의 주식은 그래서 아침, 점심, 저녁 식사 모두가 생선이나 고기다. 칼로리 섭취의 90% 이상을 육식으로부터 얻는다.

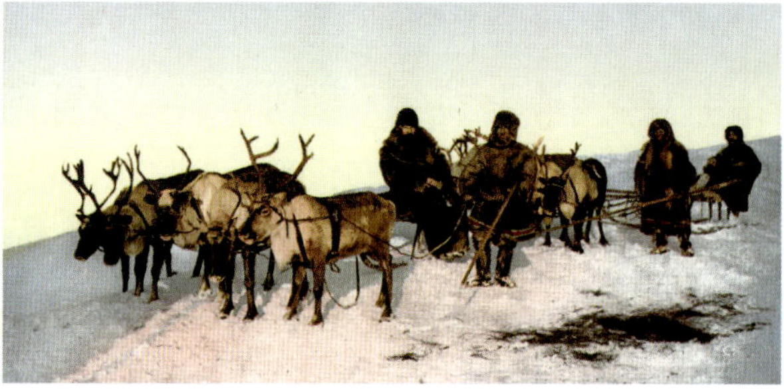

추운 극지에 사는 에스키모인들은 부족한 비타민 얻기 위해 익히지 않은 날고기를 먹기도 한다.

스티판슨(Vilhjalmur Stefansson, 1879~1962)은 이뉴잇족이 거주하는 캐나다 극지방을 탐험하면서 4년간 동물을 사냥하고 물고기를 잡아서 고기와 생선만을 먹었다. 그럼에도 불구하고 건강할 뿐만 아니라 몸놀림이 민첩했다. 신체기능은 전혀 문제가 없었다. 그 덕분에 1928년 실험대상이 되었다. 탄수화물을 전혀 섭취하지 않고, 1년간 고기와 생선만 먹고도 살 수 있는지 알아보는 실험이었다. 그 결과는 1930년 발표되었다. 비타민, 미네랄 결핍증 등은 전혀 없었다. 건강은 완벽하게 좋았다. 변의 양이 적기는 했지만 냄새도 나지 않았다.

겨울잠을 자는 곰은 체지방을 사용하면서 생존한다. 체지방이란 게 결국은 자신의 살이다. 스티판슨은 세계적인 주목을 받는 실험대상이 되어 고기와 생선만 먹어도 건강에 전혀 문제가 없다는 것을 증명한 사람이다. 비만 문제는 전혀 없었고, 표준체중을 유지했다.

이런 실험결과나 이뉴잇족의 식생활은 음식 피라미드를 성서처럼 떠받드는 전 세계의 모든 영양학자들을 난처하게 만들었다. 그래서 그들은 이러한 사실을 애써 외면하는 쪽을 택했는지도 모른다. 그러면서 음식 피라미드를 계속해서 강조한다. 음식 피라미드에 근거하여 탄수화물 55~60%, 단백질 15~20%, 지방 20~25%라는 칼로리 섭취비율을 고수하는 것이다.

그러면서 황제 다이어트를 하면 탈수증, 전해질 이상, 케톤증, 산성증(또는 산독증) 등이 발생하여 건강에 무슨 큰 문제가 발생한다는 식으로 겁을 준다.

특히 골다공증, 신장결석, 암 발생 위험이 증가한다면서 아예 황제 다이어트를 적대시하는데, 이러한 사례를 살펴볼 경우 전혀 근거 없는 주장이라 할 것이다.

21장

사람은 얼마나 **굶을 수** 있을까?

굶어도 죽지 않는다

다음 페이지의 표는 노벨상을 받은 레닌저의 『생화학』 이란 교재에 실려 있는 표이다.* 그의 『생화학』은 7장에서 소개한 스트라이어(Stryer)의 『생화학』 교재와 함께 이 분야의 바이블처럼 여겨지는 권위 있는 교재이다.

이 표는 단식할 경우 체중에 따라 얼마나 생존할 수 있는가를 알려준다. 체중 70kg인 남자는 3개월을 살 수 있고, 137kg인 남자는 14개월, 즉 1년 2개월을 살 수 있다는 것이다. 따라서 비만인 남자는 표준 체중인 남자보다 이 경우 11개월을 더 살 수 있다는 계산이 나온다.

* A..L. Lehninger, D. L. Nelson and M. M. Cox. Principles of Biochemistry. p. 758. Copyright ⓒ 1993 by Worth Publishers, Inc.

표에 나타낸 바와 같이 몸에서 저장 가능한 탄수화물은 체중 70kg인 사람이나 137kg인 사람이나 각각 225g과 230g으로 차이가 거의 없다. 탄수화물은 활동에 필요한 칼로리로 사용되지 않음을 이로 미루어 알 수 있는 것이다.

단백질을 비교해 보면 70kg인 사람은 6kg, 137kg인 사람은 8kg으로 2kg 차이가 나는데, 단백질은 체중 증가에 거의 영향을 미치지 않는다는 점을 알 수 있다.

하지만 지방은 다르다. 체중 70kg인 사람은 15kg을 가지고 있는데 비해 137kg인 사람은 80kg이란 엄청난 지방을 가지고 있는 것이다. 결국 지방의 양이 불어나기 때문에 살이 찐다고 하는 것이다. 즉 비만, 즉 살이라는 게 몸에 쌓인 지방이라는 것이다.

살이 찐 현상을 비만이라 하지만, 지금 이 시대는 질병으로 분류하고 있다. 그래서 비만이라고만 하지 말고 반드시 '비만 환자'라 해야 되는 것이다.

	체중 70kg 표준 남성	체중 137kg 비만 남성
지방(지방조직)	15kg	80kg
단백질(근육)	6kg	8kg
탄수화물(근육, 간)	0.225kg	0.230kg
혈중 탄수화물, 지방	0.023kg	0.025kg
생존 가능 월수	3	14

3대 영양소 저장량 비교

약 25만 년 전에 출현한 인간은 최고의 두뇌를 가진 동물로 모든 동식물의 왕이었다. 서로가 협력하여 사냥을 해야 하는 시절이었기 때문이다. 사슴 몇 마리면 겨울을 거뜬히 넘기고, 봄, 여름, 가을은 사슴이 널려 있었다. 사슴뿐이랴? 수많은 동물과 물고기, 조개 등 어패류도 있었다.

시간이 지나며 점차 인간의 숫자가 늘어가면서 사냥감이 되는 동물의 숫자가 줄어들기 시작했다. 그러다 인간이 인간을 지배하게 되고, 귀족과 왕족이 생기고, 귀천이 구분되기 시작했다. 귀족이나 왕족은 호의호식하며 기름진 고기를 먹고 살았다. 일반 백성, 즉 평민이나 노예는 농사를 지어야 살아야 하며, 가축 등 좋은 것은 귀족들에게 바치고, 자신들은 자자손손 죽도록 일하면서 밥을 먹었다. 그래서 곡식만 먹어도 될 만큼 몸이 많이 적응되었다.

주기적으로 가뭄, 홍수, 추위 등 기상 이상이 발생하여 농사를 망치게 되더라도 귀족이나 왕족이 굶을 일은 없다. 순서대로 노예에서 평민, 제일 가난한 자부터 굶어 죽게 마련이다. 지금 이 시대가 풍요롭다고는 하지만 아프리카에서는 굶어죽는 사람이 많은 시대가 아닌가.

그러면 식량이 없어 장기간 굶게 될 경우 누가 살아남았겠는가? 표에서 보듯이 살이 안찐 사람보다 살 찐 사람이 더 오래 살게 되어 있으니 살찐 사람들만 살아남았다. 이들은 살이 쪄도 유전적으로 비만을 감내할 수 있는 체질로 적응하였다고 볼 수 있다.

다시 말하면, 원래 인간이 세상에 나왔을 때는 극소수여서 세상 천지에 각종 동물이나 어패류 등 먹을 게 널려 있었다. 얼마나 조개를 먹었으면 조개 껍질(貝)이 돈을 상징했겠는가. 농사 지을 필요가 없이 모두가 귀족이나 왕족이었다는 얘기다.

세월이 흘러 인간의 숫자가 많아지니 사람들은 귀천(貴賤)** 으로 구분되었다. 귀한 사람은 귀족, 천한 사람은 천민으로 구분된 것이다. 가뭄, 홍수 등 대기근이 발생하면 굶어 죽는 사람이 많이 발생하기 마련이다. 지방을 저장하지 못한 천민은 다 죽었다. 이때 이미 몸에 지방을 더 많이 저장한 사람만이 살아남은 것이다. 하지만 귀족이나 왕족은 이런 대기근이라도 굶어 죽을 일은 없었다.

표를 보면 굶을 경우 지방이 빠지지 근육 단백질이 빠질 수가 없음이 명백하다. 137kg으로 비만인 사람이 70kg인 정상 체중인 사람보다 근육 단백질로 겨우 2kg밖에 더 많지 않기 때문이다. 137kg인 사람이 70kg인 사람보다 훨씬 더 오래 살 수 있는 이유는 오로지 체지방 때문이다. 체지방으로 필요한 탄수화물도 만들고, 단백질도 만들면서 오래 생존할 수 있는 것이다.

이러한 사실에도 불구하고 굶으면 체지방이 빠지는 게 아니라 근육 단백질이 빠진다고 겁주는 사람들이 있다. 이런 주장을 하시는 분 경력을 보면 생화학을 공부 안했을 수는 없다고 보여진다. 따라서 모를 일도 없을 것이니 애써 외면한다고 해야 할 것이다.

다시 말하지만 굶으면 체지방이 사라지지 단백질이 사라지지 않는다. 체지방이 과체중 비만의 원인이라는 점은 위 표를 보면 너무나도 명백하고 확실하다. 체지방은 지방을 먹어서가 아니라 탄수화물을 먹어서 생긴 것이다. 먹거리인 탄수화물이 넘쳐나는 이 풍요의 시대에

** 귀천(貴賤) 역시 조개를 중심으로 만들어진 용어다. 조개를 중앙에 깔고 앉은 사람은 귀하고, 조개를 창으로 쪼개 나누면 천하다는 것을 상징한다. 여기에서 조개는 돈이다.

저항할 수 없어 과체중이 되고 비만이 된 것 뿐이다. 과체중이거나 비만이 된 사람들이 문제가 아니라 시대가 문제인 것이다.

세상이 바뀐 것이다. 지금은 민주주의가 대세인 시대로 귀천은 없다. 가난하든 부자든 관계없이 먹는 것이나 먹는 양이 동일한 세상이 되어 버렸다. 원래 고기만 먹던 체질이었던 귀족이나 왕족은 쌀밥, 빵, 카스테라, 아이스크림, 사과, 콜라 등 탄수화물로 범벅이 된 먹거리를 감당할 수가 없는 것이다. 그래서 지방으로 저장할 수 없는 유전적인 체질을 가진 귀한 혈통을 가진 분들은 비만 환자가 되는 세상이 되었다. 천민들이 먹어야 했던 곡식을 먹기 때문이다.

과거에는 설탕이 듬뿍 들어간 아이스크림이나 콜라 등이 없었다. 그래서 곡식을 먹으라고 해도 먹지 않았던 귀족 체질이 너무나도 맛있고 입에 살살 녹는 카스테라, 아이스크림, 콜라 등 곡식을 너무도 잘 먹는 것이다. 고기를 먹어야 하는 체질을 가진 귀한 혈통들이 천민들이나 먹던 카스테라, 아이스크림, 콜라 등을 즐겨 먹고 마시고 있으니 당연히 비만 환자가 되어 버린 것이다.

비만 환자들의 먼 선조가 왕족이나 귀족이라고 하니 자랑스러운가? 자랑스러움을 유지하려면 그대의 먼 선조들이 그랬던 것처럼 기름진 고기로 배를 채우면 되는 것이다. 그런데 카스테라, 아이스크림, 콜라를 맘껏 먹고 마셔도, 살이 쪄 비만이라도 건강에 전혀 문제가 없다면 당신의 혈통은 아마도 천민이었을 가능성이 크다. 지금 이 시대에 제일 잘 적응한 혈통이라는 얘기다.

탄수화물의 유혹을 뿌리쳐라

사자나 호랑이는 풀을 먹지 않는다. 육식동물이기 때문이다. 사람은 풀도 먹고 고기도 먹으니 잡식성이라고 볼 수 있다. 마치 곰과 같다. 그렇지만 풀, 즉 탄수화물을 먹지 않는다고 사람이 죽겠는가? 고기만 먹는 사자나 호랑이는 백수의 왕이다. 사람도 황제가 되면 풀 따위는 맛보기로 조금 먹는 것이지 고기를 주로 먹었다. 황제처럼 되려면, 황제같이 행동하고 싶으면, 황제처럼 의젓하고 싶다면 고기를 먹어라. 그러면 살찌지 않는다.

그런데 이 시대는 풀로 상징되는 탄수화물이 너무나도 아름답고 황홀한 모습으로 탈바꿈한 게 문제다. 풀이 밥이나 빵, 국수, 짜장, 칼국수, 카레라이스 등으로 모습을 바꿔버린 것이다. 그래서 맛보기로 조금 먹어야 할 것이 주식이 되고, 고기는 어쩌다 먹는 정도가 되어 버린 것이다.

명심해야 한다. 삼겹살이나 낙지볶음을 먹고, 국수나 밥을 곁들이는 게 습관처럼 돼버렸다. 삼겹살이나 낙지볶음은 지방이나 단백질로 원래 살이 찌지 않는 것들이고, 오히려 몸에 쌓여있는 지방을 제거하는 먹거리다. 그런데 빵이나 국수를 함께 먹으면 합심해서 몸에 쌓여가는 지방이 된다는 사실을. 황제 다이어트를 하려면 사자나 호랑이처럼 고기만 먹어야 한다는 사실을 말이다.

22장

굶으면 벌어지는 일

식사는 하셨습니까?

저녁 식사 후 자정까지는 지방합성이 계속되다가 자정 이후 아침 식사까지 지방이란 원료를 사용하여 탄수화물을 만든다고 하였다. 이 상태가 굶은 상태다. 적혈구는 오직 탄수화물만을 에너지로 사용하기 때문에 간은 지방을 분해하여 탄수화물을 만들어 계속 공급해줘야 한다.

아침 식사를 영어로는 breakfast라 하는데 fast(단식)를 break(끊음)한다. 즉 '단식 상태를 중단한다'는 의미가 있다. 단식을 중단한다는 의미에는 아침에 일어났을 때 이미 단식 상태, 즉 굶은 상태라는 것이다.

저녁 식사 후 6시간 정도가 지나면 섭취한 탄수화물이 체지방으로 바뀌어 고갈되며, 간은 체지방을 원료로 탄수화물을 만들어 공급하는 상태인데, 이를 단식 상태라 하는 것이다. 그런데 단식을 중단하는 것, 즉 breakfast를 꼭 아침에 할 필요는 없다. 점심시간까지 breakfast 하면 되는 것이다. 꼭 아침에 breakfast 할 필요는 없다는 말이다.

지금은 아침 인사로 '식사하셨어요?'라고 묻지 않는다. 그러나 굶기를 밥 먹듯 했던 우리 부모세대의 아침 인사가 그랬다. 그래서 아침 식사를 할 수 있는지 없는지가 부자인지, 귀한 사람인지 구분하는 기준이었다.

지금도 부자이며 귀한 사람을 '부귀(富貴)한 사람'이라 한다. 하지만 지금은 풍요의 시대다. 말 그대로 아침 식사가 필요 없는 풍요의 시대라는 말이다. 그래서 '식사는 하셨어요?'라는 인사말이 사라진지 오래되었다.

점심 식사 하기 전까지 breakfast 하면 수면의 연속으로 계속해서 체지방이 사라지는 기간이 늘어난다는 점을 반드시 기억해야 한다.

간이 지방을 분해하여 탄수화물을 계속 공급해 준다고 하더라도 지방을 분해하여 제공되는 탄수화물의 양은 그리 많지 않다. 그래서 단백질을 분해하여 추가로 탄수화물을 공급해줘야 한다. 하지만 단백질은 저장되지 않기 때문에 조금만 분해되어도 단백질로 구성된 간, 심장, 콩팥 등의 심각한 기능저하를 일으킬 수 있다. 그래서 단백질 원료는 주로 근육에서 온다. 그렇다고 하더라도 근육을 계속 없앨 수는 없다.

뇌는 주로 탄수화물을 에너지로 사용하였지만, 탄수화물을 점차 줄이는 대신 지방 분해로 만들어지는 케톤(지방) 사용량을 점차 늘리게 된다. 그래서 단식 첫날에 하루에 사용하는 탄수화물의 양은 120g이지만 3일째가 되면 100g으로 줄고, 40일째가 되면 40g으로 줄어든다. 대신 케톤 사용 양은 3일째에 50g이 되고, 40일째가 되면 100g이 된다.

단식 40일째가 되면 40일 동안 아무것도 먹지 않았다는 것인데, 그럼에도 불구하고 뇌가 어떻게 에너지 공급원인 탄수화물을 사용할 수 있을까 하는 의문이 생길 것이다. 바로 지금까지 살펴본 것처럼 간이 체지방이란 원료를 사용하여 탄수화물을 만들어 제공하기 때문에 가능한 것이다.

단백질을 원료로 탄수화물을 만드는데, 단식 3일째가 되면 근육 단백질 75g을 분해한다. 하지만 단식 40일째가 되면 근육 단백질 분해량은 20g으로 줄어든다. 그래서 우선적으로 지방을 분해하여 탄수화물로 만드는 것이다.

간, 심장, 콩팥 등 생명을 유지하는 데 필요한 오장육부는 단백질로 되어 있다. 장기간 굶어도 생명을 오래 유지하기 위하여 단백질 사용을 최대한 절략한다는 것이다. 즉 여기에서 강조하고자 하는 점은 굶는다고 해서 단백질이 탄수화물을 만들기 위한 원료가 되는 것이 아니라, 제일 먼저 체지방이 탄수화물을 만들기 위한 원료가 된다. 단백질은 체지방이 완전 고갈된 이후에 비로소 어쩔 수 없이 사용된다.

만일 계속 굶는다면 지방은 완전 고갈될 것이다. 그러면 단백질이 탄수화물을 만드는 유일한 공급원이 된다. 이때서야 비로소 전해질 균형에 문제가 일어난다. 즉 지방이 완전 고갈되어야 일어나는 현상이다.

따라서 황제 다이어트를 하면 전해질 균형에 이상이 생긴다고 겁주는 것은 전혀 맞지 않다는 것을 알 수 있다. 황제 다이어트는 지방과 단백질을 많이 먹으라고 하는 거 아닌가? 그래서 전혀 문제가 안 되는 것이다. 아무튼 단식을 계속하면 언젠가는 지방이 완전 고갈되는 날이 온다. 그러면 단백질 분해가 신속하게 이루어지며 단백질로 된 심장, 간 또는 콩팥 기능의 상실은 죽음으로 이르게 할 것이다. 콩팥 기능의 상실에 이어 전해질 균형에 이상이 생기는 것이지 콩팥 기능이 정상이라면 전해질 균형은 전혀 문제가 되지 않는다.

현대인은 비만환자의 후손

이상기후 등 자연재해가 반복되어 장기간 기근이 발생하는 상황에서도 최후에 살아남는 자는 살찐 사람이 된다. 즉 마른 체구를 가진 사람이 먼저 죽고, 맨 마지막에 살아남는 자는 비만환자라는 점이다.

인간이 이 세상에 출현한 지 약 25만 년 전 쯤으로 추정하는데, 그 사이 오랜 기간 빙하기도 있었고, 주기적으로 가뭄, 홍수 등으로 재앙이 끊임없었어도 끈질기게 살아남았다. 우선 인구가 많지 않았으며, 지금처럼 농사짓고 살지 않았기 때문이다. 즉 밥이나 빵을 주식으로 하지 않았고, 세상에 널려 있고 흔해빠진 조개나 물고기, 소나 돼지 닭 동물이 주식이었기 때문이다.

그러다 인구가 많아지면서 밀, 쌀 등을 재배하여 먹게 된 시기가 대략 1만 년 전 쯤으로 본다. 먹을 게 없어서 농작물을 재배하게 되었는지, 아니면 농작물 재배로 먹을 것이 풍부해져서 인구가 늘었는지 알 수는 없다. 아무튼 농사를 짓기 시작하면서 인구는 비약적으로 증가하기 시작하였다.

농사지은 것으로 먹고 사는 인간들은 농사를 망치면 굶을 수밖에 없다. 봄에 씨를 뿌려야 하는데 비가 오지 않고 가뭄이 지속되면 씨를 뿌릴 수 없으며, 농사를 지을 수 없게 되고, 그래서 장기간 기근상태가 지속된다. 굶은 사람이 많아지면 많아질수록 건강이 악화되고, 그래서 전염병이 창궐하게 된다. 그래서 많은 사람들이 굶어죽고 병들어 죽게 된다. 이 상황에서도 몸에 비축한 식량인 지방이 많은 사람, 즉 비만환자가 살아남은 것이다.

지금 이 시대에 살고 있는 우리는, 그래서 대부분 비만환자의 후손이라고 할 수 있다. 기회만 있으면 대기근에 대비하여 살아남기 위해 우리는 무의식적으로 몸에 식량을 비축하고자 하는 것이다. 그래서 우리는 비만환자가 될 소지를 다분히 안고 있다. 즉 우리는 잠재적인 비만환자들이다. 대기근이 주기적으로 발생할 때는 생존에 유리했다. 하지만 지금은 어떤가?

광고 홍수 시대에 살고 있는 우리는 광고의 대부분이 세 가지에 집중되어 있다는 것을 알고 있을 것이다. 바로 의식주, 즉 입을 것, 먹을 것, 그리고 살아야 할 거주공간이다. 아마도 이 중에 먹거리 광고가 제일 많을 것이다. 그리고 우리는 잘 사는 세상에서 살고 있다. 곳곳에 널려 있는 게 음식점이고 치킨집이고, 핫도그 같은 음식들은 길거리에서도 팔고 있다.

슈퍼마켓에 들어가면 온갖 종류의 과자가 엄청난 공간을 차지하며 우리를 유혹한다. 식품코너에는 계절과 상관없이 1년 내내 사시사철 과일이 진열돼 있다. 세계화되면서 전 세계 어느 곳이든 우리가 좋아하면 수입해서까지 먹을 수 있는 세상이 된 것이다. 재래시장이든, 대형마트든, 백화점이든 온통 먹을 것 천지다. 통로를 지나다 보면 권하는 시식만 해도 적당히 식사 한 끼는 해결할 수 있을 정도다.

이렇게 비만이 정상인 사회가 되어버렸다. 식사 패턴도 서구화되어버렸다. 정말 먹지 않으면 안 되는 세상에 살고 있는 것이다. 비만이 질병이라면서 비만퇴치 캠페인을 벌이기도 하지만 갈수록 비만인구는 늘어가고 있다.

영양을 공부한다는 사람들은 미국식 음식 피라미드를 강요하고 있다. 탄수화물을 제일 많이 먹고, 그 다음에 단백질을 먹고, 지방은 최소한 먹으라는 그 음식 피라미드를 강요하고 있는 것이다. 이대로 안 따르면 큰일 난다는 듯이 겁준다. 아침밥을 반드시 먹으라고 강요한다. 하다못해 먹을 시간이 없으면 우유나 주스라도 마시라고 한다. 그래야 오전에 학생들의 머리가 잘 돌아가 공부도 잘한다는 것이다. 왜냐하면 뇌는 탄수화물을 사용하기 때문이라고 한다. 사실은 전혀 그렇지 않은데도 말이다.

잘 생각해 보자. 뇌가 탄수화물만 쓰는가? 케톤도 사용한다. 자정 이후 아침 식사 전까지 이미 케톤을 사용하고 있는 것이다. 잠을 푹 자고 나면 상쾌한 느낌이 들고, 다시 활력이 돋는다는 것을 느끼지 않는가? 머리가 상쾌한데 공부를 더 잘했으면 잘했지 못하지 않을 것이다. 아침 식사를 하지 않고 굶으면 계속 탄수화물 사용을 줄이는 대신 케톤 사용량이 증가할 것이다. 그래서 머리는 계속 상쾌하고 쾌적한 상태를 유지하므로 기억력이 더 증가하여 공부를 더 잘할 수 있는 것이다.

주기적인 기근으로 비만인 사람들만 살아남았다. 우리는

비만환자들의 후손이라고 했다. 우리는 케톤을 사용하는 달인들인 것이다. 이런 케톤 사용 달인들이 탄수화물을 주로 먹다보니 탄수화물을 사용하게 된 것 뿐이다. 농사를 지어 만든 탄수화물을 주로 먹는 기간은 인류의 25만 년 중 1만년에 불과하다.

인류는 원래 탄수화물을 먹도록 진화하지 않았는데, 인구가 많아져 하는 수 없이 먹거리를 장만하기 위해 농사를 지어야 했던 것이다. 그럼에도 먹거리가 풍부하지 않았다. 우리가 살고 있는 바로 지금 이 시대가 되어 비로소 풍부해진 것뿐이다. 우리 역사에서 일제강점기를 거쳐 6.25 전쟁이 끝나고 80년대 초까지 춘궁기라 해서 봄에 굶는 게 다반사였던 시절이 있었다. 지금 세대는 '춘궁기(春窮期)'가 무슨 말인지도 모른다.

지금 이 시대는 말 그대로 풍요의 시대다. 먹지 않으면 안 되는 시대에 살고 있는 것이다. 그래도 비만이 개인의 책임이라고 할 것인가? 아니다. 사회적 책임이 더 크다. 먹은 사람이 잘못이 아니라 먹게 만드는 사회가 잘못인 것이다.

그래서 어쩔 건데? 아무리 개인 책임이 아니고 사회적 책임이라고 해도 방법은 없다. 그래도 먹는 건 우리 개인 각자의 몫이기 때문에 우선 먹지 않으려고 노력해야 한다. 이미 살찐 건 어쩔 수 없다. 이미 과체중이고, 비만인 것은 어쩔 수 없다. 이제 빼야 한다. 빼려면 먹지 말든지, 굶든지, 단식하든지 해야 한다. 그런데 먹지 않는다, 굶는다, 단식한다는 것들은 실현할 수 없는 것처럼 보이고, 또 마음 한쪽에서는 어떻게 될지 몰라 불안하다.

그런데 먹으면서, 잘 먹으면서 살 뺄 수 있는 방법이 있다. 바로 먹어도 단식하는 것과 동일한 효과를 발휘하는 황제 다이어트다. 다이어트를 해서 체중을 줄여야 한다면 얼마나 줄여야 하는지 간단하게 계산하는 방식이 있다. 인터넷으로 검색하면 계산까지 해준다.

자신의 키를 미터로 환산한 다음 곱하기를 두 번 하고, 18.5와 22.9를 곱해서 나온 수치가 정상체중이다. 예를 들면 키가 1m 60cm라면 1.6×1.6=2.56이 된다. 이 2.56에 18.5를 곱하면 47.36이 되고, 22.9를 곱하면 58.624가 되며, 47~59kg이 정상이라는 얘기다. 47kg 이하는 저체중, 47~59kg은 정상체중, 59~64kg(2.56×24.9)은 과체중, 64~77kg(2.56×29.9)는 1단계 비만, 77~102kg은 2단계 비만, 102kg 이상은 고도비만이라 한다.

이 책을 읽는 분 중 저체중으로 고민하는 분은 없을 것이고, 과체중이거나 1단계 비만인 분들이 대부분일 것이다. 당신은 어디에 속하는가? 과체중이면 체지방 5kg을 빼야 하고, 1단계 비만이면 체지방 10kg를 빼야 한다.

정확하게 황제 다이어트를 준수한다면 하루에 180g이 빠진다. 5kg 감량하는 데 한 달이면 충분하며, 10kg 감량하는 데 두 달이면 충분하다는 계산이 나온다. 오래 할 필요도 없다. 우선 한 달만 해보라는 것이다. 10kg을 두 달 연속해서 감량할 필요는 없다. 나머지 5kg은 더 오랜 기간에 걸쳐 서서히 해도 된다. 분명한 사실이 하나 있다. 10kg 체지방 있는 분이 5kg만 줄여도 날아갈 듯 몸이 가벼워진다는 점이다. 매력적이지 않은가?

23장

식사를 **하루에 한 번만** 하면 어떨까?

환경에 적응한 사람의 체질

11장에서 살펴본 바와 같이 주기적으로 발생하는 가뭄, 홍수, 추위 등 기상으로 농사를 망치면 오랜 기간 굶어야 했다. 지금도 기근, 기아로 허덕이는 아프리카나 전쟁으로 몸살을 앓고 있는 일부 중동 국가를 보면 알 수 있을 것이다. 멀리 갈 것도 없다. 북한도 90년대, 즉 1994~2000년 기간에 혹심한 기근으로 최하 25만 명에서 최대 117만 명이 굶어 죽은 것으로 추정되고 있다.

사람이 완전히 물만 마시고, 굶기 시작한다고 보자. 표준체중 70kg인 사람은 3개월 살 수 있는 반면에, 체중 137kg인 사람은 14개월을 살 수 있다고 보았다. 사실 이 둘 사이에 탄수화물이나 단백질 함량에 큰 차이가 없다. 체중 증가는 오로지 지방 때문이라는 것을 알 수 있다.

과학과 문명이 발달한 이 시대에도 기근, 즉 흉년으로 먹을 양식이 없어 굶주리는 사람이 많다. 25만 년 전 인류가 지구에 출현한 이래, 과학과 문명이 발달하지 못했던 수많은 세월, 기근이 수도 없이 발생하고 수많은 사람들이 굶어 죽었을 것이다.

대기근의 사례로 아일랜드의 감자 대기근은 특히 잘 알려져 있다. 감자가 주식으로 자리 잡은 시기는 대략 1800년대 초기로 알려져 있었으며, 인구의 40%가 전적으로 생존을 감자에 의존하여 살고 있었다.

그런데 감자에 치명적인 역병이 유행하자 겉보기에는 멀쩡하게 자란 감자를 수확해 보면 감자가 없는 일이 발생한 것이다. 그 시기가 1845년부터 1852년까지 7년 지속되었다. 이 기간 100여만 명이 굶어

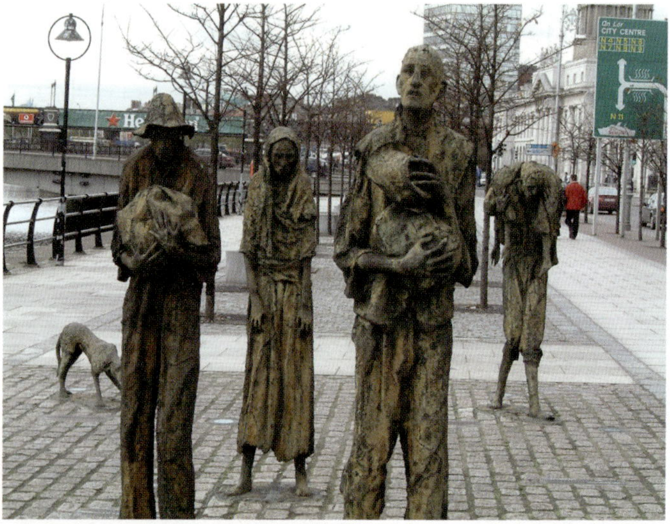

1800년대 중반 발생한 아일랜드 대기근 상징물을 더블린 시내에서 볼 수 있다. 출처: 위키미디어 커먼스(AlanMc on en.wikipedia)

죽고, 살길을 찾아 100여만 명이 신대륙인 미국으로 이주하였다. 대기근 결과 아일랜드 인구는 기근이 시작되기 전의 20~25%만이 살아남았다.

물론 제일 먼저 가난한 소작인이 죽고, 지주나 부자들은 기근의 영향을 그리 받지 못했을 것이지만, 인구의 대부분을 차지하는 게 가난한 사람들이다. 최근의 북한도 인구 숫자가 줄어든 이유가 대기근이었고, 더욱 극명한 사례는 아일랜드 대기근일 것이다. 이렇게 몇 가지 사례만 보아도 기근이 아주 빈번하게 일어났다는 것을 알 수 있다.

인류의 역사는 전쟁의 역사라고 한다. 전쟁의 결과는 직접 전투로 사망한 숫자보다 전쟁 때문에 발생한 기근과 전염병으로 죽은 사람이 훨씬 더 많다는 사실이다. 2차 세계대전으로 8천만 명 이상이 죽었다고 하는데, 이 중 최대 2천 8백만 명이 기아 및 질병으로 죽었다고 본다.

직접 전투하면서 발생한 사망자는 2천만, 포로수용소에서 죽은 사망자는 5백만으로 합하면 2천 5백만 명이 전투 결과로 죽었다고 할 수 있다. 사람이 오랜 기간 굶다 보면 약해지고, 전염병이 창궐하게 된다. 그래서 굶어서 죽었는지, 전염병으로 굶어 죽었는지 구분하기가 쉽지는 않다. 아무튼 전쟁이 일어나면 직접 전투결과 발생하는 사망자의 숫자보다는 굶어 죽거나 질병으로 죽는 민간인의 숫자가 더 많다는 것이다.

2차 세계대전에서 영국과 미국 등 연합국이 일본, 독일 등 주축국에 이긴 것은 농작물의 생산을 비약적으로 늘리게 해준 농약 디디티(DDT)가 기여한 부분이 컸다고 한다. 당시 디디티는 연합국이 주축국에게 끝까지 비밀로 해야 했던 기밀사항이었다고 알려져 있다. 자연환경의 재해 때문이든, 인간이 전쟁으로 일으킨 재해든 관계없이 인류 역사는 굶는 일이 다반사였다고 할 수 있다. 이런 환경에서 살아남은 자는 먹은 것을 어떻게 해서든 지방으로 더 많이 저장하는 사람이었다. 생존경쟁에서 유리한 입장에 선 사람이 '살 잘 찌는 체질'이었다는 점이다.

가장 흔한 먹거리가 탄수화물이다. 먹은 탄수화물을 남김없이 지방으로 저장하는 능력이 뛰어난 사람들, 천재지변 등으로 점철된 긴 인류의 역사를 볼 때 살 잘 찌는 체질을 가진 사람들만이 재해에서 살아남았다는 얘기가 된다.

우리가 이렇게 풍요롭게 살았던 적이 있었던가? 조선시대는 어찌 보면 기근 때문에 일어난 민란의 역사였다고 할 수도 있고, 동학혁명도 기근 때문에 일어났다고 할 수 있다. 이어 일제 치하에서 제국주의 일본에 식량을 수탈당하여 식민지로 전락한 상태에서 굶는 일이 다반사였다. 해방되고 6.25전쟁, 이어서 전쟁으로 황폐화된 농토로 해마다 춘궁기라 해서 5월이나 6월이 되면 굶는 일이 다반사였다.

그래도 좀 먹고 살만하게 된 것은 1980년대 이후였으며, 우리는 계속 부강하게 되어 먹거리가 풍부하여 남아도는 세상이 되었다. 그래서 지금 이 시대, 즉 이 책을 쓰고 있는 2017년을 보면 과체중이나 비만인 사람이 너무 많아진 것은 사실이다. 잘 먹은 덕분이다.

우리는 인류 역사적으로 '살 잘 찌는 체질'을 가진 사람들이다. 그래서 우리 몸은 먹기만 하면 모조리 살찌는데 투자하는 것이다. 왜? 재난에 대비하기 위해서다. 우리가 의식하지 못하는 무의식은 분명히 기억하고 있다. '재난은 항상 예고 없이 온다는 것'을 기억하고 있는 것이다.

1일 1식

풍요의 시대에, 한 번 식사도 풍요롭게 하는 이 시대에, 하루 한 번만 먹으면 안 될까? 가능할까? 과연 하루에 한 번만 식사해도 괜찮을까? 못할 것도 없다. 그래서 하루에 한 번만 식사하기로 했다.

필자는 2004년부터 2013년까지 10년간 하루 한 번만 식사했다. 운동을 하지 않은 건 아니다. 집에서 아침에 1시간 일찍 나와 직장 주변에 있는 산에 올라갔다 내려오는 것이다. 우리나라는 어디를 가든 오를 수 있는 산이 있다. 대개 1시간 정도 등산을 했다. 그런 다음 직장에 도착하여 믹스 커피 한잔을 마신다. 때로는 회의 등으로 두 잔을 마실 때도 있지만 이건 어쩌다 한 번 있는 일이므로 한잔 마셨다고 해야 한다.

점심 식사를 하지 않고, 역시 믹스 커피 한잔을 마신다. 퇴근 후 집에서 식사를 하거나 식당에서 식사를 하거나 평소 먹는 대로 먹고 싶은 만큼 먹는다. 배불리 먹고 싶어도 위가 줄어들었는지 많이 먹을 수는 없다. 그냥 평소에 먹는 그대로 먹게 된다.

점심 식사를 하지 않는 필자를 보고, 직장 동료들이 이상하게 생각한다. 그러니 구내식당을 갈 이유가 없다. 어쩌다 1주일에 한 번 정도는 회의가 끝난 후 동료들과 함께 가거나 또는 손님을 접대할 일이 있어 식당에 나가서 외식할 경우도 있다. 이럴 경우 직장 동료들은 필자를 관찰하면서 과연 얼마나 먹는지 유심히 보기도 했다. 점심 식사를 하지 않는다는데, 식사량은 다른 사람들과 비슷했던 것이다. 나의 답변은 이렇다.

"점심을 안 먹으면 배가 고프지 않지만, 점심을 조금 먹으면 배고픕니다. 그래서 먹기로 마음먹은 이상은 충분히 먹습니다."

직원들과 함께 점심 식사를 할 때면 내 방식만 고집할 수는 없다. 예를 들어 짜장면을 먹자고 하면 같이 먹어야 한다. 짜장면은 돼지고기 몇 점 들어있을 뿐 대부분 탄수화물 덩어리다. 오후 간식으로 군것질을 하지 않는다면 저녁 식사 할 때까지 6시간을 기다려야 한다.

탄수화물을 섭취하면 먹은 것이다. 그래서 탄수화물이란 원료를 이용해서 간이 지방을 만들어 저장하기 시작한다. 탄수화물 섭취량이 적을 경우 지방 제조공장의 원료가 저녁 식사 이전에 떨어질 것이다. 그러면 간이라는 지방을 제조하던 공장은 탄수화물 제조공장으로 바뀌게 된다.

이게 젊을 때는 바로 무리 없이 전환된다. 즉 탄수화물이 많으면 지방으로 바꾸고, 탄수화물이 없으면 지방을 이용하여 탄수화물을 만드는 전환이 잘 이루어지는데, 나이를 먹으면 피부만 주름이 생기는 게 아니다. 오장육부의 기능이 다 떨어지는 것이다. 간도 역시 노화로 기능이 떨어진다. 그래서 이 탄수화물 → 지방, 지방 → 탄수화물 전환이 잘 이루어지지 않으며, 그 전환이 이루어지는 기간에 일시적으로 피에 들어있는 탄수화물이 적어질 수도 있다.

피에는 항상 탄수화물이 4~6g이 있다고 했는데, 4g보다 1g만

적어져도 저혈당증이 발생할 수 있다. 갑자기 피로를 느껴 눈을 뜨기 힘들고, 식은땀이 나며, 정신이 아득해지는 증세가 나타나는 것이다.

만일 1.5g까지 적어지면, 즉 2.5g까지 내려가면 저혈당으로 실신하여 병원에 실려 갈 수도 있다. 이러한 저혈당증 발생을 막기 위해서는 저녁 식사 할 때까지 '탄수화물 → 지방' 모드를 계속 유지할 수 있을 정도로 충분히 먹어야 하는 것이다. 그래서 점심을 조금 먹으면 배고파 힘들고, 아예 굶으면 배가 고프지 않다는 나의 답변을 이해할 수 없다고 하였고, 아마 지금도 이해할 수 없을 것이다.

아예 굶으면 배가 고프지 않다. 왜 그런가? 아침 식사를 하지 않았고, 점심 식사도 하지 않았으므로 '지방 → 탄수화물' 모드로 계속해서 필요한 만큼 탄수화물을 만들어 제공하기 때문에 배고프지 않은 것이다.

직장에서 회식할 일이 생기면 필자는 항상 쇠고기가 비싸기 때문에 상대적으로 값이 싼 삼겹살을 주문했다. 술도 많이 마시는 편이었다. 사람이 술을 마시는지, 분위기가 술을 마시는지, 회식 환경이 술을 마시는지는 모르겠지만, 소주 1병이면 족할 것을 어떤 때는 2병까지도 마시고, 다음날 후회하는 일도 많았다.

10년간 하루에 한 번만 식사하는 일은 생각보다 쉬었다. 점심 식사 시간은 낮잠을 자는 시간이었다. 점심시간 1시간을 휴식하는데 사용한다면, 이보다 더 좋은 일이 어디 있겠는가.

운이 좋았는지 사무실을 혼자 사용했기 때문에 요가 매트를 깔고 누어 자는 것이다. 잠을 자든 아니든 관계없이 누워서 휴식을 하는 것이다. 휴식이 끝나면 믹스 커피를 한 잔 마신다. 퇴근 이후는 집에서 식사를 하든지, 식당에서 식사를 하든지 위에서 설명한 대로다.

2003년 체중이나 2014년 1월 체중이나 변함없이 키 174cm에 67kg를 유지했다. 하루 한 번 식사를 해도 체중이 준 일은 없다. 물론 뱃살은 좀 있었는데, 배에 지방이 붙어 있지만 표시 날 정도는 아닌 그런 뱃살이 좀 있었다. 이런 뱃살은 나이 때문일 수도 있다. 노화되어 근육이 늘어졌기 때문일 수 있는 것이다.

하루 한 번 식사를 하면 저녁은 마음대로 먹고, 먹고 싶은 만큼 골라 먹을 수 있다는 장점이 있다. 때로는 결혼식 등 행사에 참가할 일이 있다. 그러면 등심, 연어회 등 맛있고 영양이 풍부한 메뉴를 골라 김치와 함께 먹는다. 결혼식에 참석하여 김치를 먹으면 필자를 생각하는 분들이 '김치는 집에서 먹고, 여기에서는 더 좋은 걸로 드세요'라며 권한다. 점심이든 저녁이든 하루 한 번 먹기 때문에 먹고 싶은 대로 먹어도 부담은 없다. 많이 먹는다 해도 부담이 없는 것이다.

결론적으로 하루 한 번 식사는 얼마든지 가능하다. 아무런 문제없다. 단지 할 수 없기도 할 뿐 아니라, 안 먹으면 안 될 것 같은 생각이 들기 때문에 먹는 것이다. 토, 일요일은 가족과 함께 하므로 점심 식사를 필자 혼자만 안 먹겠다고 고집할 수도 없다.

출근하는 날이 1주일에 5일이므로 저녁 식사 한 번만 하는 경우가 1주일에 4~5일이 된다. 그렇다고 저녁을 필요 이상으로 잘 먹는 것도 아니다. 평소대로 밥, 국 및 반찬 한두 가지로 소식에 해당한다고 보면 될 것이다. 끼니를 거르면 다음 끼니를 많이 먹게 되므로 끼니 거르는 효과가 없다고 주장하는 분들이 있다. 해보지 않고 지레짐작으로 하는 주장일 것이다. 실제로 하루 한 끼를 먹더라도 위장이 줄어들어 더 많이 먹고 싶어도 먹을 수가 없다.

칼로리가 중요한 게 아니다

1997년 황제 다이어트 책을 발간한 후부터 아침 식사는 하지 않았다. 1주일에 14번만 식사를 한 것이다. 필자의 경우 하루 필요한 칼로리 양이 2,100칼로리라고 한다.

아침 식사를 하지 않으면 1,400칼로리가 된다. 1회 칼로리 섭취량이 1/3 줄어드는 것이다. 그래서 체중 감소라는 문제가 전혀 발생하지 않았고, 67kg 전후로 일정하게 유지되었다. 즉 칼로리 섭취량이 권장섭취량의 2/3라도 활동에 지장이 있거나 체중감소 등 현상이 발생하지 않았다.

7장 또는 20장에서 본 바와 같이 메이요 다이어트나 당뇨병 환자에게 권하는 다이어트는 칼로리 섭취가 많아서 비만이 되고, 당뇨병이 되었으므로 칼로리 섭취를 줄이는 식단을 제시한다. 물론 이들 다이어트는 우리나라나 미국 등 세계 어디든 권장하는 음식 피라미드를 준수하면서 칼로리 섭취량을 줄여 살을 빼고, 표준 체중이 되라는 것이다. 음식 피라미드에 의하면 에너지 섭취를 탄수화물 60%, 단백질 15%, 지방 25%로 하라는 것이다. 7장에서 본 것처럼 음식 피라미드에 맞추어 식단을 만들면 식사 후, 다음 식사 전 배가 고파서 반드시 간식을 해야 한다. 즉 하루에 5번 식사하도록 만드는 것이다.

실제로 메이요 등이 권장하는 대로 일반 비만 클리닉에서 권하는 음식 피라미드를 준수하면서 칼로리 섭취량을 줄이는 다이어트로는 배고프고 힘들어서 할 수 없다. 이유는 간단하다. 매번 식사를 하거나 간식을 할 때 탄수화물 섭취량이 비정상적으로 많기 때문이다.

아침 식사로 먹은 탄수화물은 즉시 지방으로 바꾸어야 한다. 탄수화물을 원료로 한 지방합성 공장이 가동되는 것이다. 그런데 간식 먹을 때쯤 해서 탄수화물 원료가 고갈되므로 배고프고 허기지는 문제가 발생한다. 그래서 간식으로 부족한 탄수화물을 채워주는 것이다. 점심 식사 후에도 동일한 문제가 발생하므로 간식을 먹어야 한다.

하지만 아침 식사를 하지 않거나, 먹더라도 탄수화물을 섭취하지 않으면 우리 몸은 잠잘 때와 동일하게 변함없이 지방분해 공장이 가동되며, 몸에 필요한 탄수화물은 스스로 만들어 사용하므로 배고프거나 허기질 일이 없는 것이다. 즉 간식이나 군것질을 하지 않아도 배고픔을 느끼지 않으므로 활동에 전혀 지장이 없다.

필자가 아침 식사를 하지 않고, 점심과 저녁 두 번 식사를 함으로써 권장 칼로리 섭취량인 2,100칼로리보다 1/3을 줄여 1,400칼로리만 섭취해도 체중 감소나 활동에 전혀 지장이 없었다. 이 경우 '칼로리'라는 개념은 의미를 상실한다. 칼로리 개념을 영양섭취 기준으로 사용할 필요성이 있을까 하는 의문도 든다.

그런데 1주일에 출근하는 5일은 하루 한 번만 식사를 시작하고서 10년이 지났어도 체중은 일정하게 유지되었다. 변함없이 그대로였다. 활동하는데 전혀 지장이 없었다. 또 출근 전 1시간 정도 직장 근처의 산에 올랐다. 이건 비가 오든 눈이 오든 관계없이 항상 일정했다. 전날 저녁 직장 회식으로 과음한 탓에 오르지 못한 날은 오히려 몸이 이상할 정도였다.

2003년부터 점심 식사를 하지 않았으므로 1주일에 4~5번 식사를 하지 않은 셈이 되므로 1주일에 9~10번 식사를 한 것이다. 그러므로 하루 칼로리 섭취량은 점심과 저녁, 두 번 식사하는 것에 비해 70% 정도 적게 식사한 것이다. 따라서 하루 칼로리 섭취량은 1,000칼로리 정도로 줄어든다.

기초대사량이 어떻고, 활동대사량이 어떻고 해서 필자에게 필요한 하루 권장 칼로리 섭취량, 즉 영양섭취 기준은 2,000칼로리 정도가 되는데, 10년을 하루 1,000칼로리로 살았어도 전혀 체중 감소나 활동에 지장이 없는 것을 보면 칼로리란 불필요한 개념이란 생각이 든다.

우리 몸은 지방이나 단백질은 아무리 많이 먹더라도 탄수화물만 먹지 않으면 먹은 것으로 보지 않는다. 단식한 것으로, 굶고 있는 것으로 보는 것이다. 왜냐하면 탄수화물을 먹지 않았으므로 먹은 지방을 사용하여 몸에 필요한 탄수화물을 스스로 만들어야 하기 때문이다.

하루 한 번 식사에 도전해보자

탄수화물만 먹지 않으면 우리 몸은 단식한 것으로, 굶고 있는 것으로, 즉 먹지 않은 것으로 여기고 지방을 사용하여 탄수화물을 스스로 만드는 원리를 이용하는 것이 황제 다이어트의 근본 원리다. 이 황제 다이어트의 극단적인 방법이 뇌전증으로 인한 발작과 경련을 예방하기 위하여 제공하는 케톤식이라는 건 이미 7장에서 살펴본 바가 있다.

권장 기준보다 절반밖에 안 되는 하루 1,000칼로리로도 체중 감소라든가 하는 체중 변화가 없었으며, 활동에 지장이 없었던 것을 고려할 때 탄수화물 섭취를 최대한 늘리라는 음식 피라미드에 문제가 있다는 것을 알게 된다.

탄수화물 섭취를 늘리면 늘릴수록 칼로리 섭취량과 관계없이 체지방은 늘어나는 것이다. 먹은 탄수화물은 먹은 즉시 몸 안에서 지방으로 바뀌어 저장되기 때문이다. 그래서 음식 피라미드 원리를 따르면서 체중을 줄일 수는 없다.

음식 피라미드 원리를 제대로 따르는 미국을 보라. 점심 식사로 맥도날드 등에 가서 샌드위치, 콜라, 프렌치프라이 등으로 점심 식사를 했다면 에너지 섭취비율은 음식 피라미드가 권장하는 기준, 즉 탄수화물 60%, 단백질 15%, 지방 25%로 먹는 것이다. 1980년 미국 농업부에서 처음으로 음식 피라미드를 만들었다. 이후 이전보다 과체중이나 비만인 사람이 줄기는커녕 정반대로 더 늘어난 것은 누구나 다 인정하는 사실이다.

그런데 사람은 혼자만 사는 게 아니라 더불어 사는 것이다. 직장을 그만 두고 집에 있게 되면서 한동안 하루에 한 번 식사를 계속했다. 하지만 식구들이 모두 점심 식사를 하는데, 필자만 하루 한 번 식사를 고집할 수는 없었다. 대신 먹는 양을 줄였다.

지금은 혼밥, 혼술 시대다. 그러므로 얼마든지 하루에 한 번 식사를 할 수 있는 시대다. 그런데도 때가 되면 먹어야 된다는 생각이 들어 먹게 된다. 사실 먹는 재미가 쏠쏠하다. 사람의 욕심 중에 식욕이 제일 처음이고, 그 다음이 성욕이라 하는 것 같다. 물론 재물 욕심이나 권력욕심 또는 명예욕심은 순서가 그 다음일 것 같다.

그래서 지금은 하루에 두 번 식사를 한다. 군것질은 거의 하지 않는 편이다. 그런데 지난 2016년 12월 중순부터 2017년 1월 중순까지 5주

동안 두부김치찌개로만 황제 다이어트를 했다. 밥은 먹지 않았다. 김치찌개에 두부를 잘게 썰어 넣은 게 두부김치찌개다. 양파를 구입하여 먹기 좋은 크기만큼 자른 후 식초에 담가둔 후 같은 양으로 김치와 섞었는데, 이 역시 김치다. 김치 등 반찬류는 먹고 싶은 만큼 먹었다. 이 기간 저녁과 함께 술은 마시고 싶은 만큼 마셨다. 아침에 마셨던 믹스 커피 대신 블랙커피로 바꾸었다. 식사는 점심과 저녁 두 번만 했다. 황제 다이어트 5주 하면 5~6kg 빠진다. 그러므로 이 기간 질병 퇴치기간으로 정하고 해보면 그리 어려운 것도 아니다.

체중 67kg인데, 필자에게는 체중계가 없다. 그래서 체중이 얼마나 줄었는지 알 수가 없었다. 그런데 필자를 만난 사람들은 살이 너무 빠졌다며 걱정했다. 그래서 체중계를 구입하여 재보니 60kg이었다. 키 173cm에 60kg이니 필자가 생각해도 너무 했다 싶다. 2017년 5월인 지금은 60~63kg을 왔다 갔다 한다.

표준체중 구하는 법을 알아보자. 남자는 키(m)×키(m)×22이고, 여자는 키(m)×키(m)×21이다. 그러므로 필자의 표준 체중은 1.73×1.73×22=66kg이다. 60kg이라 해도 표준 체중으로 봐준다. 여자 키가 165cm이라면 1.65×1.65×21=57kg이다.

하루에 필요한 칼로리 계산은 사무직 등 육체활동이 거의 없는 경우는 표준체중×30, 영업직 등 보통의 활동을 하는 경우는 표준체중×35, 노동직 등 심한 육체활동을 하는 경우는 표준체중×40을 해주면 된다. 필자는 육체활동이 거의 없으므로 66kg×30=1,980칼로리다. 3장에서 2,000칼로리에 해당하는 '건강한 식사' 메뉴를 보았지만, 이건 음식 피라미드에서 주장하는 것이며, 전혀 참고할 가치가 없다.

마찬가지로 칼로리는 전혀 의미가 없다. 예를 들면 하루에 한 번 식사하는데 삼겹살 300g에 쌈장, 상추, 깻잎 마늘 등을 먹었다고 하자. 삼겹살 300g만 칼로리를 계산할 경우 지방이 231g, 단백질이 15g 들어 있으므로 2,139칼로리가 된다. 그런데도 이 사람은 먹은 게 아니다. 칼로리로 보면 하루 필요 칼로리보다 더 먹었다. 살이 쪄야 맞다. 그런데 살이 빠진다. 이 사람은 하루에 180g이라는 지방이 빠진다.

우리 몸은 탄수화물을 먹었을 경우만 먹었다고 한다. 지방이나 단백질만 먹으면 먹었어도 먹은 것으로 안 본다. 즉 굶고 있다고 본다. 왜냐면 몸에 필요한 탄수화물을 만들기 위해서 우선적으로 지방을 사용하고, 최후에 단백질을 사용하기 때문이다.

필자의 경험으로 보건데 직장 다니는 분들, 특히 사무직이라면 '하루 한 번 식사'는 권유해볼만 하다.

이 시대는 풍요의 시대다. 먹지 않는 게 더 어려운 세상이 되었다. '하루 한 번 식사'를 권유할 수는 있지만, 실천이 쉽지는 않아 보인다. 필자도 하지 않은지 벌써 3년이 넘어가고 있다.

24장

아침식사를 하지 않아야 황제다

먹으면서 단식하는 효과

사람의 몸은 단백질로 되어 있고, 살아가는데 필요한 에너지는 지방에서 얻는다. 탄수화물은 먹는 즉시 지방으로 바뀌어 저장된다. 저장된 지방이 체지방이다.

사람은 체지방으로 에너지를 만들어 살아가는 것이다. 몸에 필요한 탄수화물은 필요한 만큼 스스로 만들어 사용한다. 차가 휘발유라는 기름으로 움직이는 것처럼 사람의 몸은 체지방이란 기름으로 활동하는 것이다.

식물은 몸 자체가 탄수화물이다. 사람은 식물과 동물을 먹고 산다. 소 등 동물을 먹고 산다고 하더라도 소라는 동물 몸집 자체는 식물에서 유래한 것이다. 단지 소에서 유래한 쇠고기는 원래 식물로부터 만들어진 것이다. 그래서 쇠고기도 식물이라 할 수 있다. 결론적으로 사람은 식물인 탄수화물을 먹는다고 할 수 있다.

사람은 탄수화물 그 자체로 몸에 저장할 수가 없다. 몸을 구성하는 물질이 아닌 것뿐만 아니라 에너지로도 사용하지 않기 때문이다. 탄수화물을 먹으면 전부 곧바로 지방으로 바꾸어 저장하므로 체지방이 된다. 그런 다음 체지방을 사용하여 활동에 필요한 에너지로 쓰고, 탄수화물이 필요하면 필요한 만큼 체지방으로부터 만들어 사용한다.

이렇게 탄수화물을 지방으로, 지방을 탄수화물로 바꾸는 기관은 간이다. 간은 지방이든 탄수화물이든 몸이 필요로 하는 양을 피로 내보낸다. 그러면 몸의 다른 부분은 피로부터 지방이나 탄수화물을 공급받아 사용하는 것이다.

사람은 하루가 되었건 10일이 되었건 20일이 되었건 굶어도 살 수 있다. 즉 단식해도 살 수 있다는 말이다. 단식(斷食)이란 먹는 것을 중단한다는 말이다. 이렇게 20일을 굶어도 살 수 있는 이유는 왜 그런가? 생존과 활동에 필요한 에너지를 체지방으로부터 얻기 때문이다. 그래서 체지방을 많이 저장한 사람이 단식 경쟁을 하면 더 오래 살 수 있다고 한 것이다. 과체중이거나 비만환자가 굶기 경쟁을 하면 정상체중을 가진 사람보다 더 오래 살 수 있는 것이다.

단식한다는 것은 먹는 것을 중단한다는, 즉 아무것도 먹지 않는다는 것이다. 그런데 먹었다고 하는 것은 탄수화물을 먹는 것을 의미한다. 탄수화물을 먹으면 곧바로 인슐린이 나온다. 인슐린의 명령을 받은 간이 탄수화물을 지방으로 바꾸는 것이다. 지방이나 단백질을 먹으면 먹었다고 하지 않는다. 즉 지방이나 단백질을 먹으면 인슐린이 나오지 않는다. 먹은 게 아니기 때문이다.

그래서 지방이나 단백질만 먹으면 단식하는 것과 동일한 효과를 가진다. 따라서 황제 다이어트는 지방과 단백질 위주로 식사를 하여 단식하는 것과 동일한 효과를 얻자는 것이다. 그러므로 살빼기 위해 단식할 필요가 없다고 하는 것이다. 황제 다이어트는 단식하지 않고 먹으면서 살 빼는 다이어트라는 말이다.

아침 식사를 하지 않으면 하루 24시간 중 12시간은 체지방을 만드는 기간이 되고, 12시간은 체지방을 분해하는 기간이 된다. 따라서 하루에 만들어지는 체지방 양과 분해되는 체지방 양이 동일하게 된다. 즉 체중이 늘어나지 않게 된다. 그래서 하루에 두 번만 식사하자는 것이다.

주스, 과일, 음료수 등 일체의 간식을 하지 않는다는 조건으로 하루 두 번 식사할 경우를 살펴본다.

첫째로, 점심을 안 먹고 아침과 저녁만 먹는 방식이 있다. 아침 6시에 아침 식사를 하면 간이 먹은 탄수화물을 지방으로 바꾸는데 12시까지 6시간 정도 걸린다. 12시부터 저녁 6시 저녁 식사 할 때까지는 체지방을 사용하는 기간이다. 저녁 6시 저녁 식사를 하면 자정까지 6시간 먹은 탄수화물을 지방으로 바꾼다. 그런 다음 자정부터 아침 6시까지 체지방을 사용하는 기간이다. 즉 체지방 제조시간과 체지방 사용시간은 12시간으로 동일하다.

그러나 낮 12시경 탄수화물이란 원료로 지방을 만들던 간이란 공장에 일시적으로 원료부족 사태가 일어나고 나서야 비로소 지방합성공장 가동을 중단하고, 지방분해 공장이 가동하기 시작할 것이다. 이때 일시적으로 저혈당증이 올 수 있다. 일시적으로 몸에 필요한 탄수화물이 부족할 수도 있다는 것이다. 이런 저혈당이 일어날 수 있는 상황은 하루에 두 번, 즉 한참 활동할 때인 낮에 한 번 발생하고, 잠을 자고 있는 한밤중에 한 번 발생한다.

둘째로, 아침 식사와 점심 식사를 하고, 저녁 식사를 하지 않는 방법이 있다. 그러면 아침 6시부터 저녁 6시까지 지방합성 공장이 가동되고, 저녁 6시부터 아침 6시까지 지방분해 공장이 가동된다. 이 경우 저녁 6시경 한참 활동할 때 일시적으로 몸에 필요한 탄수화물이 부족할 수도 있는 저혈당증이 올 수도 있다. 그러므로 저녁 식사를 하지 않을 수 있지만 쉽지는 않다.

셋째로, 점심 식사와 저녁 식사를 하고, 아침 식사를 하지 않는 방법이 있다. 그러면 자정부터 낮 12시 정오까지 지방분해 공장이 가동되고, 점심 식사 후부터 자정까지 지방합성 공장이 가동된다. 이 경우 밤 12시, 잠자는 동안, 즉 전혀 활동하지 않는 시간에 공장 교대가 이루어지므로 저혈당 증세가 올 가능성이 매우 적다. 즉 낮에 한참 활동할 때보다 일시적으로 탄수화물 부족사태가 발생할 확률이 매우 적은 것이다.

이와 같은 이유로 아침 식사를 하지 않고, 점심 식사와 저녁 식사로 하루 두 번 식사를 권장하는 것이다. 아침 식사를 하지 않으면 어차피 자정부터 단식하고 있는 상태를 점심 식사 전까지 연장하고 있는 것뿐이다. 자면서 단식해도 몸에 이상이 없었던 것처럼 아침 식사를 하지 않아도 몸에 이상이 없는 것이다. 자는 동안 가동했던 지방분해 공장은 여전히 가동되고 있다. 그러므로 자는 동안 배고픔을 느끼지 못하도록 스스로 필요한 탄수화물을 계속 공급하였듯이, 아침 식사를 하지 않아도 계속해서 탄수화물을 만들어 공급하고 있기 때문에 배고픔을 느끼지 못하는 것이다. 즉 아침 식사를 굶어도 자는 상태와 동일하게 배고픔을 느끼지 못한다. 그래서 아침 식사를 하지 말자는 것이다.

우리가 살고 있는 이 시대는 과잉생산 시대다. 물건이 없어 못 파는 시대가 아니라, 안 팔려서 문제가 되는 시대다. 먹거리인 농산물도 생산이 문제가 아니라 팔지 못해 문제가 되는 시대다. 그래서 온갖 수단을 동원하여 무엇이든 구입하도록 강요한다. 구입하면 좋다는 것이다. 이게 뭔가? 바로 광고다. 실로 광고의 홍수 시대다.

먹거리는 가만 놓아두면 변질되어 먹을 수가 없게 된다. 곰팡이, 각종 유해세균 등으로 썩고 부패되어 버린다. 그래서 무한정 창고에 저장할 수는 없다. 아무리 길게 저장한다고 하더라도 1년 이상 저장할 수 없는 것이다.

그래서 생산하는 즉시 처분해야 한다. 즉 팔아야 한다. 먹거리가 팔리려면 누군가 사줘야 한다. 누군가 사주지 않으면 썩어서 버려야 한다. 먹거리를 버린다는 것은 '돈을 버린다'는 것이나 마찬가지다. 사는 사람이 있으면 반대로 '돈을 번다.' 사는 사람은 먹으려고 먹거리를 사는 것이다.

그런데 모두가 아침 식사를 하지 않으면 먹는 양이 1/3로 줄어버린다. 먹거리를 팔아야 하는데, 1/3이 팔리지 않는다면 어떻게 되겠는가?

‘1/3이란 돈을 버리는’ 일이 일어나는 것이다. 이건 극도로 심각한 문제다.

어차피 사람이 점심 식사나 저녁 식사는 하게 되어 있다. 그러므로 점심 식사나 저녁 식사는 권하지 않아도 알아서 한다. 하지만 아침 식사는 거르기 쉽다. 먹기 보다는 안 먹기가 쉬운 것이다. 그런데 여기에서 아침 식사는 하지 말라고 한다면, 그래서 모두가 아침 식사를 하지 않는다고 하면 정말이지 1/3이란 돈을 버리는 극도로 심각한 문제가 되는 것이다.

그러므로 어떻게 해서든 모든 수단과 방법을 동원하여 아침 식사 거르는 것을 막아야 한다. 그래서 아침 식사 하기 캠페인을 벌이는 것이다. 아침 식사 하기 캠페인은 있어도, 점심 식사 하기 캠페인이나 저녁 식사 하기 캠페인은 없는 것이다. 시리얼이나 우유, 주스, 과일 등 간단한 아침 식사 거리를 제공하는 먹거리 판매자들에게는 1/3이란 돈을 버리는 문제가 아니라 3/3 100% 돈을 버리는 치명적인 문제가 되어 버릴 수도 있는 것이다.

그래서 영양이라는 이유로, 과학이라는 이유로 온갖 수단과 방법을 동원하여 아침 식사를 꼭 해야 한다고 주장하는 것이다.

대표적이라 할 이유 중 하나가 있다. 기억하고 생각하고, 신체의 중추가 되는 우리의 뇌가 에너지원으로 탄수화물을 제일 좋아하기 때문이라는 것이다. 그래서 뇌가 좋아하는 탄수화물을 먹으면, 즉 먹어서 공급해 주면 기분이 좋아서 기억력이 증가한다는 것이며, 결과적으로 머리가 좋아진다는 것이다. 그래서 공부하는 학생들은 반드시 아침을 먹여야 한다는 것이다. 이거 중요하다. 어려서부터 아침 식사 하는 습관을 들여야 평생 아침 식사 하게 되기 때문이다.

단식하면 아무것도 먹지 않는다. 그래서 뇌가 사용하는 탄수화물은 체지방을 이용해서 필요한 만큼 만들어 공급한다는 것은 틀림없는 사실이다. 즉 평소에도 뇌가 사용하는 탄수화물은 체지방을 이용하여 스스로 만들어 공급하는 탄수화물이지, 먹은 그대로의 탄수화물이 아니라는 점이다.

그러므로 영양이란 이유로, 건강을 이유로, 과학을 이유로 아침 식사를 거르지 말고 꼭 해야 한다는 주장은 근거가 없다. 뇌가 좋아하는 에너지원이 탄수화물이란 이유로 아침 식사를 해야 기억력이 좋아지고, 공부를 더 잘하게 된다는 주장 또한 근거가 없다.

아침 식사를 한 학생과 아침 식사를 하지 않은 학생을 비교하여 보았더니 아침 식사를 한 학생들이 공부를 더 잘 했고, 기억력이 더 좋았다는 연구결과가 있다면 그 연구를 가능하도록 만든 연구비 제공자가 누구인지 따져봐야 한다. 이러한 연구를 하도록 누가 연구비를 제공하는지 따져보란 얘기다.

결론은 아침 식사는 필요 없다는 것이다. 아침 식사를 하지 않는 것이 바로 건강한 식생활이다.

간식 먹는 요령

황제 다이어트는 단식과 동일한 효과가 있으므로 하루에 체지방이 180g씩 빠진다. 그러면 먹은 단백질과 지방은 어떻게 되는가?

체지방으로 가지 않고 체지방처럼 분해되어 사라진다. 황제 다이어트가 단식과 동일한 효과가 있다는 말은 아무리 단백질과 지방을 많이 먹어도 체지방처럼 분해되어 사라진다는 말과 다르지 않다.

황제 다이어트, 오래 하라고 권하지 않는다. 정상체중보다 2kg 더 나간다면 10일만 하면 된다. 5kg 더 나간다면 4주 28일 하면 된다. 10kg 더 나간다면 8주 56일, 즉 두 달 하면 된다. 정상체중으로 돌아온 다음부터 황제 다이어트 안 해도 된다. 할 필요가 없다. 단지 건강한 식생활로 돌아가라는 얘기다. 즉 아침 식사를 하지 말라는 것이다.

무엇보다도 중요한 것은 간식을 하지 말라는 것이다. 군것질을 하지 말라는 것이다. 하지만 간식이나 군것질을 하지 말라고는 안한다. 하되, 간식이나 군것질은 식사할 때 한꺼번에 하라는 것이다.

아침 식사를 하지 말라는 것이 먹거리를 파는 사람에게는 벌어야 할 돈의 1/3을 버려야 하는 정도로 심각한 문제이지만, 간식이나 군것질을 하지 말라는 것은 간식이나 군것질 거리를 파는 사람에게는 극도로 심각한 문제가 될 수 있다. 즉 돈 버리는 짓이 될 수 있다는 말이다. 그래서 온갖 달콤한 유혹과 훅 가는 광고로 군것질을 하지 않으면, 간식을 하지 않으면 안 되게 만들 것이다. 이 시대가 그렇다. 이 시대에 저항해야 한다.

점심 식사 하기 전에는 아무것도 먹지 말고, 마시지 말고, 물은 얼마든지 마셔도 된다. 커피 등은 블랙으로 마셔야 한다. 커피믹스 한 봉에 탄수화물이 9g 들어 있는데, 이거 마시면 지방분해 공장 가동이 멈출 수도 있기 때문이다.

이렇게 간곡하게 권하더라도 아침 식사를 꼭 해야 한다고 하는 분들이 있다. 그러면 먹되, 먹거리에서 탄수화물이 들어있는 것은 무조건 빼야 한다. 그러면 아침 식사를 했어도 우리 몸은 먹은 것으로 간주 안하기 때문이다. 즉 비만호르몬이라 불리는 인슐린이 분비되지 않는 것이다.

아침 식사는 가급적 하지 않는 습관을 들여야 한다. 그리고 간식이나 군것질 하지 않는 습관도 들여야 한다. 그래서 체지방 합성과 분해가 균형을 이루도록 해줘야 한다. 그러면 살찌지 않는다.

점심 식사 전까지 아무것도 먹지 말고, 물을 제외한 주스 등 음료수를 마시지 않으면 된다. 대신 점심 식사나 저녁 식사는 원하는 만큼 맘대로 먹어도 된다. 많이 먹어도 된다. 그러면 체중 증가는 일어나지 않을 것이다. 요요현상 걱정하지 말라는 얘기다.

백번 양보해서 점심 식사 후에는 간식이나 군것질해도 된다. 그러면 체중 증가는 완만하게 일어날 것이다. 먹은 대가는 치러야 하지 않겠는가. 간식이나 군것질을 하지 않으면 우리 몸은 고맙다고 하면서 체중이 증가하지 않게 해줄 것이다.

살다보면 때로는 먹고 싶은 먹거리가 있다. 라면 먹어본 지가 오래되었다. 여행하다 고속버스 휴게소에서 끓여주는 라면을 먹은 경험이 있어, 휴게소에 가면 라면을 찾게 된다. 싸기도 하지만 맛도 있다. 그러고 보니 짜장면 먹어본 지도 오래 되었다. 그래서 점심 식사 할 경우는 일부러 짜장면 곱빼기를 먹었는데 양도 푸짐하고 먹기에도 좋았다. 맛있는 음식은 대부분 탄수화물이다.

점심 식사 전까지 아무것도 먹거나 마시지 않는다면 이와 같이 라면이나 짜장면 곱빼기 등 먹고 싶은 거 있으면 다 먹어도 된다. 특히 점심 식사 전까지 간식이나 군것질은 되도록 하지 말았으면 한다. 정말하고 싶다면 탄수화물이 들어간 것은 피하도록 한다. 예를 들면 아몬드, 땅콩, 깨 볶은 것, 잣도 훌륭한 간식이거나 군것질 거리다. 무, 오이, 토마토 등 야채도 괜찮다. 조금만 노력하면 탄수화물이 들어가지 않은 먹거리는 얼마든지 찾을 수 있다.

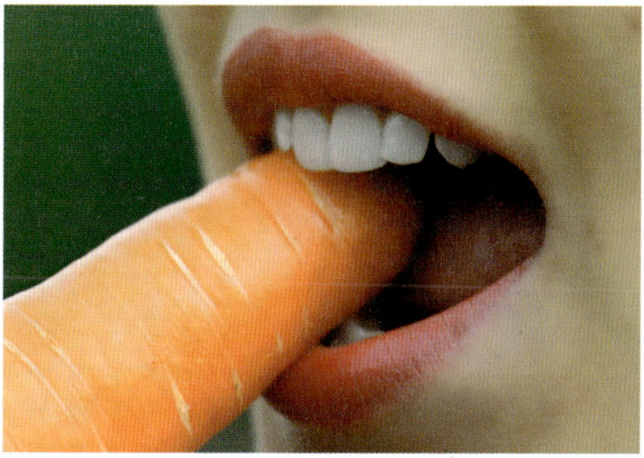

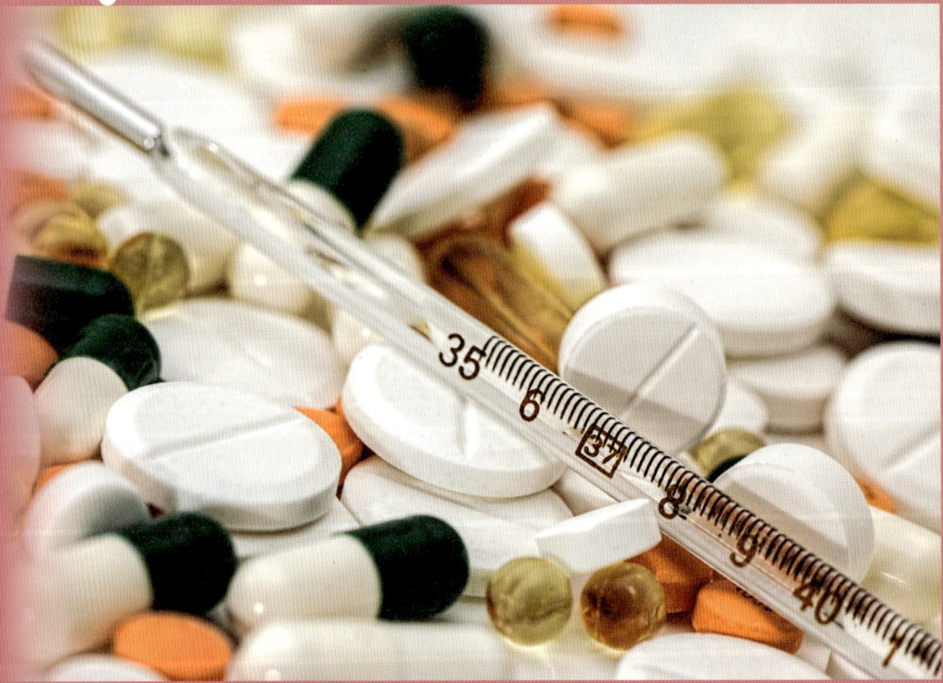
35
6
37
8
9
40

Chapter 3

당뇨병과 합병증

25장

포도당:
식물과 동물에 어떤 의미가 있을까?

포도당의 비밀

포도는 달다. 그래서 포도에 들어있는 설탕이라는 의미로 포도당이라 했지만, 영어로는 단것이란 의미가 있다. 지구상에 존재하는 모든 탄수화물은 식물이 만들었고, 식물 자체가 탄수화물이다. 식물은 탄수화물뿐만 아니라 단백질 및 지방도 구성성분이 된다.

식물은 종자를 생산한다. 종자는 싹이 트고 자라 식물이 된다. 식물의 종자는 사람으로 말하면 태아라고 할 수 있다. 임신한 어머니는 태아에게 직접 영양을 공급한다.

식물의 태아인 종자는 어미 식물과 분리되어 있다. 가을이 되어 밤나무 숲에 가면 밤이 떨어져 있고, 도토리나무는 도토리를 떨어뜨린다. 이 도토리나 밤이 사람의 태아나 마찬가지다. 그런데 직접 영양분을 주어 키울 수 없으므로 식물은 종자가 싹이 텄을 때 필요한 각종 영양분을 종자에 함께 집어넣는다.

예를 들면 사과 속에는 사과 씨가 들어 있는데, 사과 씨가 바로 종자이며 이 종자가 싹이 텄을 때 필요한 영양분이 바로 우리가 먹는 과육이다. 이런 방식은 식물의 종류에 따라 다른데, 사과나 배는 맛있는 탄수화물이라는 당분이 많이 들어있기에 달다. 그러나 참깨나 들깨의 씨에는 지방이 많이 들어있어 기름이 많다. 콩이나 옥수수 씨에도 기름이 많이 들어있다. 그래서 참기름이나 들기름, 콩기름, 옥수수기름 등을 만들어 먹는 것이다.

아몬드도 지방이 제일 많이 들어있긴 하지만 탄수화물이나 단백질도 들어있다. 만일 군것질로 아몬드만 먹는다면 탄수화물·단백질·지방의 비율은 9.5%, 14%, 76%로 지방이 제일 많아서 황제 다이어트에 가장 이상적인 먹거리가 된다.

사실 아몬드 싫어하는 사람은 거의 없을 것이다. 땅콩도 군것질로는 아주 훌륭한 황제 다이어트 식품 후보다. 탄수화물·단백질·지방의 비율이 11%, 17%, 72%다. 땅콩을 기름에 튀기면 더할 나위 없는 황제 다이어트 먹거리가 된다.

아몬드나 땅콩처럼 이상적인 비율을 가진 식물 종자는 거의 없다. 대부분 사과나 배처럼, 아니면 참외나 사과처럼 맛있는 탄수화물을 듬뿍 저장해 놓는다. 우리는 이런 맛있는 것들을 너무나 좋아한다. 중요한 점은 탄수화물이건 단백질이건, 지방이건 어디에서 유래했을까? 바로 포도당이다.

포도당이 단백질도 되고, 지방도 되고, 전분도 되고, 고구마도 되고,

사과도 되고, 쌀도 되고, 보리도 되며, 밀도 된다. 그리고 옥수수도 된다. 포도당이 기본이다. 포도당, 이건 한마디로 당(糖)이라 한다. 피에 들어 있으면 혈당이라 한다. 식물이 최초로 탄수화물인 포도당을 만들어 다른 모양의 탄수화물인 녹말, 설탕으로도 저장하고, 또 단백질, 지방으로도 바꾸어 저장하는 것이다.

포도당은 저장하는 게 아니다

식물이 포도당 자체로 저장하는 경우는 없다. 식물을 먹고 살아야 하는 동물은 녹말, 즉 당질이나 단백질 지방을 섭취하지만, 이것들을 몸속으로 들이려면 식물이 최초로 포도당을 만들었듯이 소화 과정을 통해 포도당으로 바꾸어야 한다. 그리고 실제로 에너지로 사용하는 것은 포도당을 사용하는 것이다. 그래서 환자들은 포도당을 직접 핏줄을 통해 공급받는 것이다. 음식을 먹을 수 없는 환자들은 포도당을 직접 공급받는 것이다.

만일 포도당 대신 핏줄을 통해 설탕을 공급하면 어떻게 될까? 아니면 전분인 녹말이나 당질을 공급하면 어떻게 될까? 죽을 수밖에 없다. 이렇게 간단하다. 죽는다. 탄수화물이 바로 독이기 때문이다.

식물이 최초로 포도당을 만들었듯이 사람을 포함한 동물은 결국 탄수화물을 포도당으로 바꾸어야만 몸 안으로 들일 수 있고 사용할 수 있다. 식물 자체가 밤나무처럼 대부분 탄수화물로 구성되어 있지만, 사람을 포함한 동물은 단백질로 구성되어 있다.

땅콩이나 아몬드 또는 참깨처럼 에너지가 풍부한 지방으로 채워져 있는 것은 사람으로 치면 종자가 잘 먹고 잘 크라고 에너지를 듬뿍 넣어주는 것이다. 곰처럼 사람도 지방으로 몸을 잔뜩 채워 놓으면, 즉 과체중이거나 비만환자가 된다. 몸을 지방으로 채워 놓으면 엄청나게 큰 이점이 있다. 그야말로 죽음과 삶이 교차될 정도로 엄청난 큰 이점이 있는 것이다.

어느 날 화산이 폭발하여 살고 있는 대지가 황폐화 되었으며, 아무것도 먹을 게 없다고 하자. 아니면 가뭄이나 홍수가 발생해 1년 농사가 거덜 났다고 치자. 아니면 가뭄이 들어 모든 농작물이 말라 죽어버려 먹을 게 없다고 하자.

그러면 모든 사람이 굶기 시작한다. 물론 왕족이나 귀족들은 어떻게 해서든지 먹고 살겠지만, 가난한 사람부터 굶기 시작한다. 시간문제다. 언젠가는 식량이 떨어지고, 모두가 굶기 시작한다. 굶기 시작하면 허약해진다. 그래서 이틈을 타 전염병이 창궐한다. 수많은 사람들이 죽기 시작한다. 기아, 굶주려 죽는 사람들이 많아진다.

이때 살아남는 사람은 비만 환자가 제일 많을 것이고, 그 다음이 과체중인 사람일 것이며, 그 다음은 정상 체중인 사람일 것이고, 제일 먼저 죽는 사람은 삐쩍 마른 사람일 것이다. 우리는 이러한 기상 재앙, 환경 재앙으로 굶기 경쟁 결과 살아남은 비만환자, 과체중 환자들의 후손이다.

포도당은 식물이 최초로 만들고, 사람을 포함한 동물이 최종적으로 사용해야 하는 것이지 저장용이 아닌 것이다. 식물로 포도당을 저장하지 않지만, 동물도 포도당을 저장하지 않는 것이다. 그래서 사람의 핏속에 당장 사용하는 포도당이 5g 밖에 없다. 20칼로리에 해당하는 에너지밖에 안 되는 것이다. 이외에 탄수화물이 포도당으로 존재하는 곳은 없다. 사람은 비상용으로 한시라도 포도당으로 바꿀 수 있는 탄수화물로 글리코겐이란 탄수화물로 저장한다. 글리코겐이란 탄수화물로 저장한다고 하더라도 100g밖에 할 수 없다. 에너지로 400칼로리밖에 안 된다. 한 시간 달리기나 등산하기에도 부족한 칼로리다.

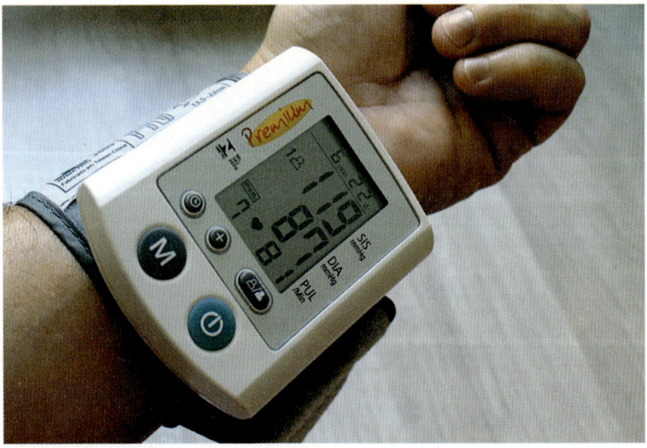

26장

당뇨병과 인슐린

탄수화물과 인슐린의 관계

과자, 콜라, 사과, 수박, 밥, 빵, 무엇이건 탄수화물을 먹으면 소화해야 한다. 소화되면 포도당으로 바뀐다. 우리는 소화하지 않으면 포도당을 만들 수가 없기 때문에 탄수화물을 흡수할 수 없다. 즉 우리 몸 안으로 들일 수가 없다.

소화 과정을 통해 포도당으로 흡수하고, 포도당으로 사용하는 것이다. 이 포도당으로 우리 몸을 구성하는 단백질을 만든다. 식물은 탄수화물로 구성되지만 사람을 포함한 동물은 단백질로 구성되어 있다.

자동차에 비유하면 자동차 그 자체가 단백질이다. 자동차를 움직이려면 기름이 필요하다. 휘발유나 경유가 필요한 것이다. 이 휘발유나 경유가 사람으로 치면 지방이다. 사람은 활동할 에너지로 지방을 사용하는 것이지, 탄수화물을 사용하는 게 아니라는 점이다.

소화 과정을 거쳐 탄수화물을 포도당으로 만들면 우리 몸은 이것들이 들어오는 즉시 지방으로 바꿔 저장한다. 탄수화물인 포도당을 지방으로 바꾸라고 하는 호르몬은 인슐린이다. 인슐린은 췌장, 즉 이자에서 만들어 제공한다.

인슐린은 소화·흡수한 포도당을 지방으로 바꾸라고 간에 명령한다. 간은 인슐린의 명령으로 포도당을 지방으로 바꾸는 것이다. 그래서 포도당이라는 탄수화물이 지방으로 바뀌는 것이다. 만약 노화 등의 이유로 인슐린 분비가 충분하지 않거나, 충분하더라도 간이 인슐린의 명령을 듣지 않는다면 포도당이란 탄수화물은 지방으로 변할 수 없게 되고, 그 결과는 당뇨병이다.

생각해 보라. 밥 한공기면 탄수화물이 70g이다. 이게 소화되어 포도당으로 피를 통해 들어오면 어떻게 되겠는가? 핏속에 들어있는 포도당, 즉 혈당은 최하 4g에서 6g까지만 들어 있어야지, 4g이하이거나 6g이상이면 저혈당증이 되거나 고혈당이 되어 질병 상태가 된다. 고혈당은 당뇨병이라고 했다. 저혈당증이 되면 실신할 수 있고, 자칫 잘못하면 죽음에 이르게도 된다. 그런데 밥 한 공기에 70g이란 엄청난 양의 탄수화물, 아니 포도당이 들어오는데, 고혈당이 아니라 초고혈당이 될 것인데, 어떻게 혈당을 그대로 유지할 수 있을까? 바로 인슐린 때문이다. 췌장에서 분비하는 인슐린이 간에 명령을 내려 포도당이란 탄수화물이 곧바로 지방으로 바뀌는 것이다. 그래서 혈당 수준이 일정하게 유지된다.

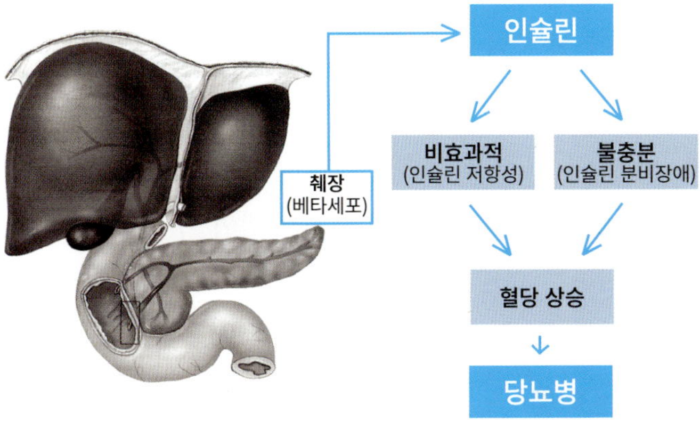

인슐린이란 무엇인가?

인슐린이 부족하거나 효과가 없으면 혈당이 상승해서 당뇨병으로 된다. 왜? 인슐린은 당, 즉 탄수화물을 지방으로 바꾸게 하므로 혈당 상승을 못하게 하기 때문이다. 그래서 인슐린을 비만호르몬이라 부른다.

그러면 단백질을 먹거나 지방을 먹으면 인슐린이 분비될까? 아니다. 분비되지 않는다. 단백질이나 지방은 인슐린과 관계없다. 포도당이란 탄수화물이 들어오면, 즉 밥이나 빵을 먹거나 믹스 커피를 마시면 췌장은 이걸 귀신같이 알고 간에게 포도당을 처치하라고 명령하는 것이다.

다시 한 번 말하지만, 만들어 분비하는 인슐린 양이 적거나(인슐린 불충분), 인슐린이 많아도 간이 인슐린 말을 듣지 않으면(인슐린 저항성) 식사로 먹든, 간식으로 먹든, 음료로 먹든 몸에 들어온 포도당은 지방으로 바뀔 수 없게 되고, 그대로 핏속에 퍼지게 된다. 그러면 많아진다. 이것을 혈당이 상승했다고 하는 것이다. 혈당이 상승했다는 것, 즉 고혈당 현상이 당뇨병이라는 것이다. 당뇨병이란 말 그대로 포도당이 오줌에 섞여 나오는 병이다. 비만 때문에 생기는 수많은 질병 중 대표적인 질병 중 하나다. 오줌으로 탄수화물이 나오는 질병이다. 오줌으로 지방이 나오는 건 질병이라 하지 않는다.* 당뇨병은 탄수화물 때문에 생기는 것이다. 지방 때문에 생기는 병이 아니다.

당뇨병이 생기는 이유

당뇨병은 과체중이나 비만으로 몸이 견디지 못해 생기는 병이다. 독이 되는 탄수화물을 많이 먹으니, 탄수화물을 신속하게 체지방으로 바꾼다. 즉 이 체지방은 지방을 먹어서 만들어진 게 아니라 탄수화물을 먹어서 만들어진 것이다. 체지방이 늘어나고 어느 한계점에 도달하게 되면 더 이상 탄수화물을 체지방으로 바꿀 수 없게 된다. 그러면 먹은 탄수화물이 오줌으로 나오게 되는 당뇨병으로 발전하게 되는 것이다. 그러므로 당뇨병 진전을 막으려면 탄수화물을 안 먹으면 된다. 원리는 이렇게 쉽고, 간단하며, 명쾌하다.

필자가 1997년 황제 다이어트를 발간했을 때 썼던 내용을 그대로 적어본다.

> 오늘날 전 세계적으로 당뇨병 환자는 1억 5천 만 명으로 추산되고

* 여기에서 지방이라 함은 케톤체를 의미한다.

있으며, 앞으로 2010년이 되면 인류 최대의 질병은 당뇨병이 될 것이라 한다. 그러나 세계보건기구는 당뇨병이 인슐린이라는 호르몬 외에 약이 없으며, 아무런 대책이 없다고 한다.

그런데 지금은 2017년이다. 「매일경제」 2017년 4월 26일자에 소개된 대한당뇨병학회 조사결과를 보면 우리나라의 당뇨병 위험인구가 1천 3백만 명이라는 것이다. 2015년 당뇨병으로 진료 받은 환자는 252만 명인데, 2010년보다 24.6%가 늘었다고 한다. 30세 이상 성인 10명 중 1명이 당뇨병 환자라고 한다.** 왜 당뇨병이 문제인가? 만병의 근원이기 때문이다.

세계보건기구(WHO)에 따르면 7초에 한 명꼴로 당뇨병 환자가 죽는데, 이유는 혈관 합병증 때문이라고 한다. 즉 협심증, 심근경색 등의 관상동맥질환, 뇌혈관질환, 말초혈관질환 등 동맥경화증 때문이다. 당뇨병이 생기는 원인은 먹은 탄수화물인 포도당을 지방으로 바꾸지 못하기 때문에 생긴다.

'먹은 탄수화물인 포도당을 지방으로 바꾸지 못하기 때문에 생긴 것'이라면, 탄수화물을 먹지 않으면 될 거 아닌가.'

왜 이렇게 쉽고 간단한 방법을 모르는가? 탄수화물을 먹지 않는 것처럼 쉬운 것도 없는데 말이다. 안 먹으면 되는 거 아닌가. 몰라서 안하는 게 아니라, 오해하고 있기 때문에 안하는 것이다. 제대로 알지 못하기 때문에 안하는 것이다. 탄수화물 먹지 말라는데, 이 말도 이해를

** http://news.mk.co.kr/newsRead.php?year=2017&no=281550

못하는가?

단백질이나 지방을 먹으면 탄수화물을 먹은 게 아니다. 따라서 혈당이 높아질 일이 없다. 혈당이 높지 않으면 당뇨가 나올 수가 없다. 즉 당뇨병에 걸릴 이유가 없는 것이다.

그럼에도 불구하고 지방을 많이 먹으면, 즉 기름기 많은 고기를 많이 먹으면 당뇨병에 걸리는 줄 알고 있다. 이러한 오해가 바로 당뇨병의 원인이라 할 수도 있겠다.

당뇨병 환자를 위한 다이어트는?

당뇨병은 탄수화물 때문에 생긴 병인데도 불구하고 당뇨병에 걸린 사람에게 탄수화물을 권장하는 내용은 수도 없이 많다. 대한당뇨병학회에서 제시하는 당뇨식, 즉 당뇨병 환자의 식사요법은 '건강한 식사를 계획하고 실천하는 것'이라고 하고 있다.[***] 즉 당뇨병 환자 고유의 방식으로 어떤 음식을 줄이거나 제한하는 것이 아니고, 사람이라면 누구나 다 실천해야 하는 건강한 식사인 것이다.

표준체중 60kg인 사람이 육체활동이 거의 없는 경우 하루 권장 칼로리 섭취량이 1,800칼로리다. 그래서 하루 1,800칼로리 섭취 식단으로 분석해본다.

탄수화물 249g, 단백질 82g, 지방 53g이고, 칼로리로 환산하면 각각 996칼로리, 328칼로리, 477칼로리가 된다. 전체 1,800칼로리와

*** http://www.diabetes.or.kr/general/food/index.php

비교하면 탄수화물 55%, 단백질 18%, 지방 27%의 비율이 된다. 우리나라를 비롯해서 전 세계적으로 권장하는 음식 피라미드의 권장 섭취비율과 일치한다. 즉 누구나 다 실천해야 하는 '건강한 식사'라는 말에 부합하는 것이다.

2,000칼로리를 섭취할 경우 탄수화물295g, 단백질86g, 지방53g으로, 전체 2,000칼로리와 비교하면 탄수화물 59%, 단백질 17%, 지방 25%로 음식 피라미드의 권장 섭취비율에 더 근접한다. 성인 남자에게 하루 필요한 칼로리는 2,500칼로리인데, 탄수화물 섭취량이 더욱더 증가하므로 음식 피라미드 권장 비율인 탄수화물 65%, 단백질 15%, 지방 20%에 거의 정확히 부합된다.

먹는 양으로 보면 탄수화물 섭취량이 단백질이나 지방보다 엄청나게 많은 양이다. 탄수화물 때문에 당뇨병에 걸린 사람에게도 탄수화물을 최대한 많이 먹으라고 권장하고 있는 것이다. 이런 권장 섭취량으로 당뇨병이 호전되어 치료될 것이라고 여기는 것 자체가 온통 모순투성이임을 알 수 있다. 실제로 음식 피라미드의 아랫부분에 해당하는 탄수화물 섭취량 비율을 그대로 지키라고 하고 있는 것이다. 2014년 통계로 우리나라 사람의 섭취 비율은 탄수화물 63.8%, 단백질 14.6%, 지방 21.6%로 권장 비율과 별반 차이가 없다.

2001년과 비교해 보면 탄수화물 섭취비율이 65.8%에서 63.8%로 줄고, 지방 섭취비율이 19.1%에서 21.6%로 좀 늘었는데, 이전보다 고기를 더 많이 먹고 있음을 보여준다. 그런데 1,800칼로리로 아주 적게 먹을 경우에 탄수화물을 얼마나 먹는지 살펴보자. 오전과 오후 간식은 제외하더라도 아침은 52g, 점심과 저녁은 각각 78g이다.

어느 한 순간에 피에 녹아 있는 탄수화물의 양은 4g에서 6g 사이를 왔다 갔다 하며, 엄격하게 조절된다. 아침 식사하기 전의 4g이 식사 후에 6g으로 늘어나는 것이다. 피에 녹아 있는 탄수화물의 양이 2g 늘어난 것에 불과하다. 그러면 아침에 먹은 52g 중 2g을 제외한 50g은 어디로 갔을까? 점심과 저녁에 각각 78g을 먹었는데, 2g을 제외하고 76g은 어디로 사라진 것일까? 그리고 사라졌다면 무엇으로 변한 것일까?

답은 의외로 간단하다. 먹은 탄수화물 전부가 지방으로 바뀌어 저장되면서 사라진 것이다. 간식으로 먹는 우유나 두유에는 탄수화물이 10g, 사과 또는 딸기에 탄수화물이 12g 들어 있다. 간식에 들어 있는 탄수화물도 전부가 지방으로 바뀌어 저장되면서 사라진다. 만일 커피믹스 하나를 마신다면 탄수화물 9g을 먹게 되는데, 이 탄수화물도 전부 지방으로 바뀌어 저장되면서 사라진다.

탄수화물이 지방으로 바뀌도록 하는 호르몬이 인슐린인데, 탄수화물을 먹으면 인슐린이 나온다. 그래서 인슐린을 '비만 호르몬'이라고 부르기도 한다. 인슐린 양이 불충분하거나 효과가 떨어지면 먹은 탄수화물을 전부 지방으로 바꿀 수 없게 되고, 바뀌지 않은 탄수화물은 그대로 남게 되므로 피 속의 탄수화물은 늘어난다.

예를 들면 4~6g에서 1g만 늘어나도 당뇨병으로 의심되며, 2g이 늘어날 경우 의심할여지 없는 당뇨병 환자가 된다. 2g이 늘어나면 이 사람은 6~8g 사이를 왔다 갔다 하는데, 이 정도만 되어도 당뇨병 환자인 것이다. 만일 3g으로 늘어나 7~9g 사이를 왔다 갔다 할 경우 중증 당뇨병 환자가 된다.

아침이나 점심 식사를 할 경우는 말할 필요도 없고, 간식으로 우유

한잔을 마셔도, 커피 한잔을 마셔도 먹은 탄수화물을 전부 지방으로 바꾸지 않으면 당뇨병 환자가 됨을 알 수 있다.

피 속의 탄수화물이 2~3g만 늘어나도 당뇨병 환자가 될 수 있다는 것을 안다면 탄수화물의 독성이 얼마나 강한지 알 수 있다. 이렇게 강한 독성 때문에 먹은 탄수화물은 최대한 신속하게 지방으로 바꿔야 하는 것이다. 그런데 인슐린 양이 불충분하거나 효과가 떨어져 아침 식사로 먹은 탄수화물 52g 중 50g을 지방으로 바꾸고, 나머지 2g이 탄수화물 상태로 남아 있기만 해도 당뇨병 환자가 되어버리는 것이다. 탄수화물은 이렇게 우리 몸에 무서운 독이다. 점심이나 저녁 식사로 먹은 78g 중 76g을 지방으로 바꾸고, 겨우 2g만 바꾸지 못해도 당뇨병 환자가 된다는 사실이 신기하지 않은가?

27장

인슐린과 비만의 관계

인슐린이 비만과 노화에 미치는 영향

젊다는 건 좋은 것이다. 젊음 그 자체가 좋다. 하지만 사람은 언제나 젊을 수는 없다. 나이 들며 주름살이 생기고, 신체기능도 떨어지며 늙어간다. 늙어가는 현상을 노화(老化)라고 한다. 노화란 '늙어간다'는 의미의 한자다.

사람은 늙는 것을 싫어한다. 늙어 가면 보기 흉해지고, 피부에 주름이 생기면서 탄력이 없어지고, 건조해서 딱딱해진다. 시력도 청력도 떨어진다. 말하는 속도도 느려진다. 겉보기에 늙어가는 현상이다. 속으로 들어가 보면 심장, 간, 콩팥, 허파 등 오장육부도 늙어간다. 겉만 늙는 게 아니라 속도 늙어가는 것이다.

젊을 때는 탄수화물이 들어오면 인슐린이 분비되고, 지방으로 잘 변하므로 아무런 문제가 없다. 유전적으로 문제되는 1형 당뇨병을 제외하면 모두 성인이 되어야 걸리는 2형 당뇨병이다. 여기에서 당뇨병이라고 할 때는 성인 당뇨병을 말한다.

성인이란 늙어가는 사람이란 뜻이다. 대개 25살이 넘으면 성장은 끝나고 늙어가기 시작한다. 그래도 5살은 봐줘서 30세가 넘어서 성인이라고 보자. 우리나라 성인 10명 중 1명은 당뇨병 환자다.

성인이 되면 늙어 가는데, 인슐린 명령을 받아 탄수화물을 지방으로 바꾸는 간이 늙어간다. 인슐린을 분비하는 췌장도 마찬가지로 늙는다. 췌장이 늙으면 인슐린 분비량이 적어진다. 인슐린 분비량이 적어지면 탄수화물을 지방으로 바꾸라는 명령의 정도가 약해진다. 인슐린 말을 잘 듣던 간도 늙어가는 것이다. 힘들다면서 인슐린 말을 잘 들으려고 해도 명령하는 인슐린의 양의 적어지므로 적당히 말을 듣는 선이다. 그래서 탄수화물인 포도당, 즉 당을 지방으로 바꾸는 일을 적당히 하기 시작한다. 그러면 혈당이 올라가기 시작한다.

정상적으로는 80*~120** 수준을 유지해야 하는데, 성인이 되면서 서서히 상승하기 시작한다. 시간이 흘러가면서 90~130이 되는 때도 있을 것이고, 더 시간이 흘러가면, 즉 더 나이를 먹게 되면 100~140이 될 때도 있을 것이다. 그러다 140~180이 될 때도 있을 것이고, 더 심하면 150~190이 될 때도 있을 것이다.

* 식사하기 직전=피 전체에 들어있는 탄수화물 4g

** 식사한 직후=피 전체에 들어있는 탄수화물 6g

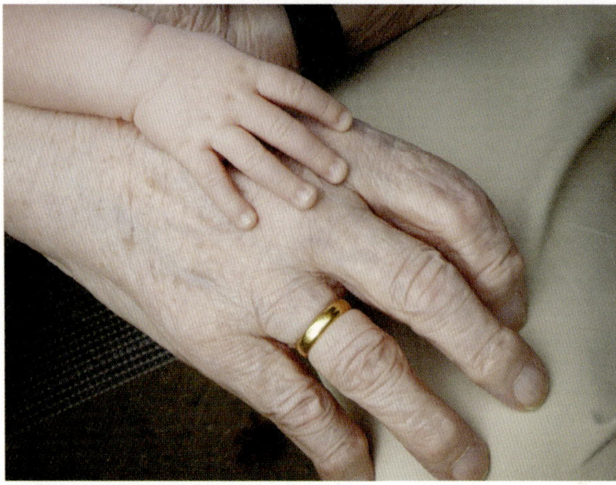

노화

늙으면 피부만 쭈글쭈글해지는 게 아니다. 심장, 콩팥, 간, 췌장 등 오장육부도 다함께 늙어 기능이 떨어진다.

정상적으로는 80~120인데, 식사하기 직전의 80보다 40이 늘어나서 120이 된다. 대략 식사 전보다 식사 후에는 40~50이 증가한다고 보면 된다. 이게 정상적이다. 혈당이 140~180이 되면서부터 오줌에 당이 나타나기 시작하는데, 이때부터 당뇨라 하고, 당뇨병 환자가 된다. 한 번 당뇨는 영원한 당뇨가 된다. 되돌아가기가 너무 어렵다. 왜 그런가.

늙는 것을 되돌릴 수 있는가? 그런 일이 있을 수가 있는가? 없다. 그래서 한 번 당뇨는 영원한 당뇨가 된다고 한 것이다. 일종의 늙는 현상이다. 젊으면 걸리라고 해도 잘 걸리지 않기 때문이다. 즉 늙은 탓이다.

인슐린 탓이 아니다

늙어가는 췌장에서 인슐린 분비가 적어지는 것도 문제지만, 늙어가는 간이 인슐린 말을 잘 듣지 않는 것도 문제다. 그래서 늙어가는 췌장이 있는 힘을 다해 인슐린 분비를 늘린다. 췌장의 인슐린 제조공장은 늙어서 힘든데, 더 많이 만들어야 하니 죽을 맛이 된다. 그래서 지쳐서, 힘들어서 더 빨리 늙게 된다.

간도 힘들고 지쳐서 인슐린 말을 잘 들으려고 해도 듣기 힘들다. 그래서 겉보기에는 말을 안 듣는 것처럼 보인다. 췌장은 인슐린을 더 많이 제조하여 간을 채찍질하고, 늙어가는 간은 처음에는 듣는 시늉을 하지만 더욱 더 힘들어지니 인슐린 말을 더욱 듣기 어렵게 된다. 간은 필요 이상으로 힘들고 지쳐 더 빨리 늙어가게 된다.

악순환이다. 누가 더 문제인가? 췌장이 문제인가? 인슐린이 문제인가? 간이 문제인가? 이들의 악순환이 가속화 되어 갈 것이 뻔하다. 눈에 보이듯 뻔하다. 더 빨리 늙어가는 현상이 발생하는 건 췌장 때문인가? 인슐린 때문인가? 간 때문인가?

세상은 인슐린을 지목한다. 인슐린이란 호르몬은 그래서 '노화 호르몬'이란 악명을 뒤집어쓰고 있다. 하지만 현실적으로 탄수화물을 먹은 귀하 자신이 노화 호르몬이다. 왜 인슐린을 탓하는가?

왜 이런 악순환이 발생하는가? 바로 탄수화물을 먹어대기 때문이다. 적당히 먹으면 되는데, 왜 이렇게 맛있고 먹고 싶은 과일이 많으며, 혀에 살살 녹는 아이스크림이 많으며, 갖가지 독특한 향기와 맛을 가진 과자가 많은가. 안 먹고 싶어도 먹지 않으면 안 되는 세상에 살고 있기 때문이다. 안 보이면 안 먹을 것인데, 온통 이들 먹거리의 광고가 난무한다. 아무리 보고 싶지 않아도 보이는 게 이들 광고다. 어찌 보면 귀하의 잘못은 아니다. 이 시대가 그렇게 만든 것일 뿐이다. 그리고 결론은 과식, 즉 너무 많이 먹는다는 것이다.

그러니 우리나라에 당뇨병 환자이거나 당뇨병에 걸릴 위험한 사람의 숫자가 1,300만 명이란다. 믿어지지 않을 만큼 많은 숫자다. 우리나라 인구가 대략 5천만 명이므로 대충 5명에 1명꼴이다. 그래서 '시대의 산물'이라고 말하는 것이다.

왜 비만이고 과체중이 되는가? 지방을 많이 먹어서 그런가? 지방이나 단백질을 먹으면 인슐린을 분비할 필요가 없다. 즉 인슐린이 분비되지 않는다. 오로지 탄수화물을 먹으면 인슐린이 분비된다. 인슐린이 분비되면 탄수화물은 지방으로 변하여 몸에 쌓여간다.

몸에 붙은 살덩어리, 즉 비계덩어리가 어디에서 왔을까? 우리가 먹은 탄수화물에서 유래했다. 우리가 탄수화물을 먹으니 췌장이 인슐린을 생산하고, 간이 인슐린 말을 듣고 우리가 먹은 탄수화물을 지방으로 바꾸어 저장한 것이다. 그런데도 인슐린이 노화 호르몬이라고 주장할 것인가?

28장

성인 당뇨병과 **합병증**

당뇨병이 합병증을 부른다

우리나라에서는 다음과 같으면 당뇨병이라 진단한다.

8시간 이상 금식 후 공복상태에서 정맥혈장 포도당 126 이상,
즉 126mg/dl 이상

8시간 이상 금식했다는 말은 검사를 위해 채혈할 때까지 아무것도 먹지 않았다는 말이다. 대개 신체검사를 하러 갈 때 아침을 먹지 말고 오라고 하는 것도 이 때문이다. 그런데 커피 한 잔 맛있게 드시고 피를 뽑으면 무슨 일이 발생할까? 물어보나 마나 "귀하는 당뇨병 환자입니다. 재검 받으세요."라고 할 것이다. 여기에서 dl은 '데시리터'로, 1dl는

100ml이다.

원래는 140 이상, 즉 식사 전 혈당이 140mg/dl면 당뇨병이라 진단했었다. 그런데 그 이하의 수치가 나오더라도 오줌에 포도당이 나오는 현상이 빈번해지는 당뇨병이 발생하기 때문에 2000년부터 기준이 140에서 126으로 바뀌었다. 그리고 5년 후 당뇨병에 걸릴 것으로 예상하는 기준을 110에서 100으로 낮추었다. 즉 신체검사 할 때 100 이상이 나오면 '귀하는 5년 후 당뇨병에 걸릴 것입니다'는 경고다. 우리나라에서 당뇨병 환자이거나 당뇨병에 걸릴 위험이 큰 사람의 숫자가 1,300만 명으로 늘어난 것도 기준을 변경했기 때문이기도 하다.

당뇨병과 함께 동시에 걸리는 질병을 '합병증'이라 한다. 이 중에 말초신경병증이라는 게 있다. 당뇨병 환자의 50% 정도가 걸리는 이 질환은 신체의 어느 한 부분이 아프거나 아프지 않더라도 이상한 느낌을 받는다. 아픈 경우에는 '아프다, 화끈거린다, 전기가 오는 것 같다, 칼로 자르는 것 같다, 쥐어짜는 것 같다, 시리다, 감각이 이상하다'는 호소를 한다. 아프지 않을 경우에는 '저리다, 감각이 없다, 경련이 있다' 등을 호소한다.

당뇨병으로 인한 말초신경병증은 치료할 약이 없다. 왜냐면 당뇨병 때문에 생긴 부수적 질병이기 때문이다. 자율신경병증의 대표적인 것으로 남자에게는 발기부전이 엄청난 스트레스를 유발하는데, 당뇨병력 10년 안에 50% 이상은 발기부전을 호소한다. 여자는 성욕감퇴, 질 건조, 그리고 성교 시 통증 등을 호소한다. 이 역시 엄청난 스트레스다. 크게 보아 발기부전이라는 것이지, 이 외에도 말할 수 없을 정도로 많은 오장육부 어느 한 곳이 영향 받지 않는 곳이 없다.

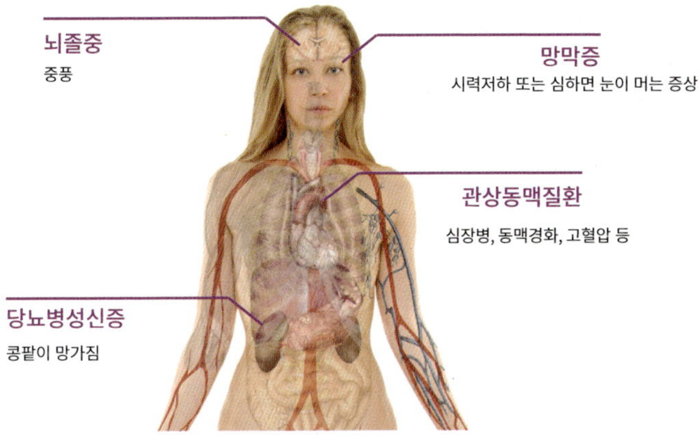

비만 끝에 생기는 당뇨병과 당뇨병으로 생기는 합병증

신장병도 걸린다. 신장병 초기에는 별다른 문제가 없지만, 시간이 가면서 콩팥 기능 상실까지 진행되면 결국 투석이나 콩팥을 이식 수술을 하지 않고는 살 수 없는 지경에 이른다.

처음 당뇨병 기준을 아침 식사 전 혈당 수치 140mg/dl로 잡았던 이유가 있다. 이 수치에 해당하는 사람이 만약 아침 식사를 했다면 최소한 40~50까지는 올라갈 것이기 때문이다. 그러면 180 이상이 되는데, 콩팥은 180 이상을 감당할 수가 없다. 즉 180을 넘는 혈당은 오줌으로 나오는 것이다. 공복 시 혈당이 180 이상이면 분명히 당뇨가 있다는 말이 되기 때문이었다.

그런데 그 기준치를 126mg/dl로 낮춘 것은 이 정도에서도 이미 콩팥은 더 늙었고, 더 망가지고 있어 치료를 서두를 필요가 있기 때문이라는 의미도 있다. 미리 미리 당뇨병으로 진단해 놓고 환자를 관리하거나 치료해 보자는 것이다.

콩팥은 피 속에 들어있는 노폐물을 걸러 오줌으로 내보내는 기관이다. 노폐물을 만드는 기관은 간이다. 간이 노폐물을 만들어 피로 내보내면 콩팥이 피에서 이 노폐물을 걸러 방광으로 내보낸다. 그리고 노폐물을 거르는 과정에서 혈당, 즉 핏속의 포도당 뿐 아니라 모든 성분을 일단 전부 걸러낸다. 그래서 콩팥 안의 핏줄에서 전부 빠져나가 버린다. 그런 다음 몸에 필요한 성분은 다시 흡수한다. 그래서 콩팥에 들어가는 핏줄과 나오는 핏줄에 들어있는 성분을 비교해본다. 몸에 필요 없거나 해로운 물질, 즉 노폐물은 나오는 핏줄에서는 들어가는 핏줄에 들어있는 양보다 적다. 즉 노폐물을 걸러낸 것이다.

그런데 혈당, 즉 포도당은 몸에 필요한 것이므로 걸러낸 다음 전부 회수한다. 그러므로 들어가는 핏줄이나 나오는 핏줄이나 혈당은 일정하게 된다. 그런데 당뇨병에 걸리면 콩팥의 기능 또한 상처를 입는다. 제 기능을 발휘할 수가 없는 것이다. 혈당 농도가 180 이 넘어가면, 그 이상의 혈당을 다시 회수할 수가 없는 것이다. 회수하지 못한 혈당은 노폐물처럼 소변으로 배출된다. 이걸 두고 당뇨라고 한다.

그런데 잘 생각해 보자. 과연 혈당뿐일까? 콩팥 기능이 망가졌다는데, 피에 들어있는 우리 몸에 필요한 귀중한 성분이 혈당뿐이냐고? 다른 성분들도 흘러나오게 되는 것이다. 당뇨병 때문이다. 그리고 당뇨병은 탄수화물을 많이 먹었기 때문에 생긴 병이다.

망막 손상으로 눈이 멀 수도 있다. 일단 망막이 손상되면 회복할 수도 없다. 그저 손상을 지연시키는 방법뿐이다. 그런데 당뇨병은 눈의 거의 모든 곳에 해로운 영향을 준다. 망막, 수정체, 황반의 변화 뿐 아니라 시력에도 영향을 준다.

심혈관질환, 즉 심장과 동맥에 문제가 생기는 질환에도 걸린다. 해당하는 질병으로는 고혈압, 관상동맥질환(심장에 붙어 있는 동맥의 질환), 협심증, 심근경색증(협심증), 동맥경화증, 뇌혈관질환과 뇌졸중(중풍) 등이 있는데, 이름만 들어도 무시무시하고 섬뜩한 질병이다. 또 발에 궤양이 생기는 경우도 있는데, 이때는 발을 절단하게 되는 일도 발생한다. 생각만 해도 끔찍하고 몸서리쳐지는 상황이다. 모두 당뇨병 때문이다.

당뇨병을 예방하는 노력이 중요하다

당뇨병이 생기는 이유는 탄수화물을 섭취했기 때문에 생긴다고 했다. 췌장, 인슐린, 간 또는 콩팥 때문이라고 하지 말아야 한다. 단백질은 몸을 구성하는 성분이다. 자동차라면 단백질은 차 그 자체라고 해도 된다. 차를 움직이게 하려면 기름이 필요하듯, 몸이 움직이려면 기름인 지방이 사용되어야 한다.

기름인 지방을 먹으면 췌장이나 인슐린, 간이나 콩팥이 힘들게 고생할 이유가 없다. 들어오는 지방을 그냥 저장하면 된다. 지방을 힘들여서 제조할 필요가 없는 것이다. 탄수화물이 들어오면 들어오는 족족 모조리 지방으로 바꾸어 버린다. 분명히 탄수화물이 해로우니까 지방으로 바꾸는 것이다. 해롭지 않다면 단백질이나 지방처럼 그대로 놔두지 뭣 때문에 모두 지방으로 바꾸는가 말이다.

지방으로 바꾸다보면 콜레스테롤이란 지방도 늘어나고, 별별 종류의 지방이 다 늘어나게 된다. 그러면 핏줄에 지방이 많다고 아우성이며, 거품이 발생하며 결국 피가 특특하고 기름이 둥둥 뜨게 된다. 그래서 고혈압이 되고, 동맥경화가 되고, 심장마비가 되고, 모세혈관이 망가지며 뇌에 있는 실핏줄도 망가진다. 그러다보면 뇌졸중이 발생하고, 발기부전도 생기며 성욕도 감퇴한다. 열거하자면 끝없는 악순환이 시작되는 것이다.

탄수화물 섭취를 줄이면 거꾸로 지방이나 단백질을 이용해서 몸이 필요한 만큼만 스스로 만들어 사용하게 된다. 인슐린은 할 일이 없어지는 것이다. 우리 몸은 지방이나 단백질에서 몸에 필요한 만큼 탄수화물을 생산한다. 탄수화물 먹지 않는다고 하등의 걱정을 할 필요가 없다.

황제 다이어트로 식생활을 개선하자

25만 년 전에 출현한 인간은 24만년 동안 수렵생활로 어패류(魚貝類), 즉 물고기와 조개, 사슴 등 각종 동물을 잡아먹고 살았다. 풀을 먹는 초식동물이 아니었다. 그러다 인간의 숫자가 점차 늘어나자 1만 년 전부터 농사를 짓기 시작했다. 밀과 벼를 재배하고, 각종 채소와 과일나무를 재배하기 시작한 것이다. 그러면서 탄수화물을 먹기 시작한 것이다. 사람의 주식은 원래 탄수화물이 아니고 고기나 생선이었다.

24만년 동안 육식을 한 사람의 몸은 탄수화물이 들어오면 어떻게 해서든 신속하게 없애는 쪽으로 진화했는데, 그 과정의 산물이 바로 췌장이고, 인슐린이고, 간이다. 탄수화물을 지방으로 바꾸기는 하지만, 신체의 지방 저장고도 어느 정도 한계가 있기 때문에 무한정 저장할 수는 없다. 제발 탄수화물은 더 이상 먹지 않았으면 좋겠는데, 계속 먹어대니, 뭐 어쩌겠나?

탄수화물 식생활. 처음에는 과체중으로 간다. 그러다 비만으로 간다. 그러다 초고도 비만으로 간다. 이게 지속된다는 말은 핏속이 각종 지방으로 넘쳐난다는 말에 다름 아니다. 이 정도면 그래도 괜찮다. 이제는 감당할 수 없는 탄수화물이 핏속을 과도하게 떠다니고, 급기야는 오줌으로 나오기 시작하는 것이다. 이 정도가 되면 이미 신체의 모든 부분이 어느 정도 이상으로 망가졌다는 신호다. 다른 말로 바꾸면 늙었다고 하는 것이다.

늙어가고, 노화되니 콩팥의 기능이 더욱 나빠진다. 오줌으로 나오는 탄수화물의 양이 더욱 많아지는 것이다. 그래서 오줌으로 나가는 탄수화물을 보충하기 위해서 더 많이 먹고, 잘 먹는다. 당뇨병 환자들이 식사하는 모습을 보면 정말 맛있게 먹으며, 배부르게 먹는다.

급기야는 먹은 탄수화물보다 오줌으로 배설되는 탄수화물이 더 많아진다. 그러면 몸에 꼭 필요한 탄수화물을 스스로 만들 수밖에 없다. 이 탄수화물은 저장된 지방으로 만든다. 그래서 시간이 경과하면 지방이 점차 사라진다. 그래서 당뇨병 진단을 처음 받기 전에는 과체중 또는 비만이던 사람이 당뇨병 진단을 받고 시간이 경과하면서 서서히 살이 빠지기 시작한다. 그리고 중증 당뇨병으로 진행하면서 살이 거의 다

빠져 몸이 막대기 모양으로 몇 달 굶어 죽기 직전 상태인 사람과 별로 차이가 없게 된다. 죽음이 임박했다는 표시다.

오늘날 과학과 의학이 최첨단으로 발전했다는데, 과체중 또는 비만 환자가 늘어만 가고, 당뇨병 환자가 늘어만 가는지 이해할 수가 없다. 우리나라에 당뇨병 환자이거나 환자가 될 가능성이 있는 인구가 1천 3백만이라는 것도 이해할 수가 없다.

지금이라도 늦지 않았다. 당뇨병 진단을 받았더라도 늦지 않다는 말이다. 당장 지금처럼 먹는 탄수화물 섭취량을 줄이면 된다. 점차 줄여 가면 된다. 이 말은 정확하게 황제 다이어트를 하면 된다는 말이다.

황제 다이어트란 곧 탄수화물 섭취를 줄이는 다이어트란 말이고, 탄수화물 섭취를 줄인다는 것은 단식하는 것과 동일한 효과를 내며, 굶지 않으면서 굶는 것이기 때문이다. 당뇨병이 더 이상 악화되지 않으며 시간이 경과됨에 따라 호전된다. 그리고 어느 순간 정상적인 사람으로 돌아올 수도 있다.

황제 다이어트를 시작하면 굶는 것처럼 탄수화물 섭취량이 줄어든다. 그래서 간이 지방을 원료로 부족한 탄수화물을 만들어 신체에 공급한다. 이 과정에서 지방이 분해되어 사라지는 것이다. 분해되어 생기는 조각난 지방이 케톤이다. 손톱 에나멜을 지울 때 사용하는 아세톤도 케톤의 한 종류다. 그 외에 다른 종류의 케톤도 있다. 이것들은 아무리 많이 발생하여도 몸에서 필요한 만큼 사용되고, 필요 이상으로 발생하는 케톤은 오줌을 통해 배설되거나 허파를 통해 호흡할 때 공기 중으로 날아가 버린다.

케톤은 산의 일종으로 케톤 때문에 혈액이 산성화되는 산성증 또는 산독증이 걸린다고 겁주는데, 이 케톤 때문에 생기는 일은 없다. 제발 전문가라고, 대학교수라고, 의사라고 하면서 강변하는 사람들 말을 믿지 말라. 증거가 있다. 뇌전증 환자에게는 케톤식, 즉 케톤이 많이 그리고 더 많이 발생하라고 돕는 레시피가 있다.

케톤이 오줌으로 나오면 '케톤뇨증'이라고 겁준다. 이건 병도 아니고 아무것도 아니다. 그럼에도 전문가라고, 대학교수라고, 의사라고 하면서 케톤뇨증이 몸에 좋지 않다고 강변하는 사람들 말을 믿지 말라. 제발이다. 오히려 케톤뇨증은 지방이 사라지고 있다는 좋은 증거다.

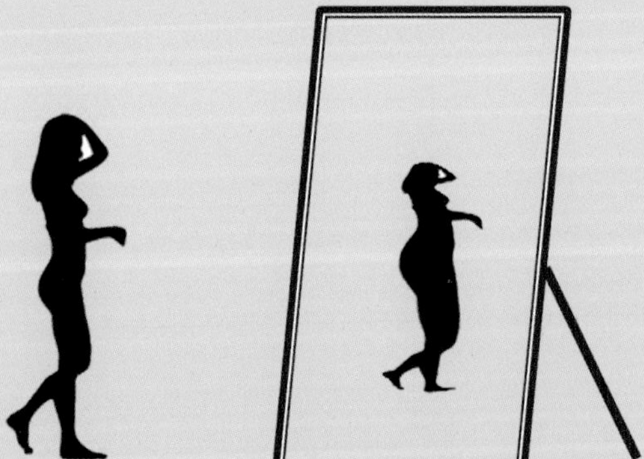

부록

1. 식품 종류별 영양성분표

2. 키별 표준 체중표

식품 종류별 영양 성분표

종류		부피	무게	칼로리	단백질	탄수화물	섬유질	지방
주류 및 음료	맥주	30ml	30g	13	-	1g	0.2g	0g
	인스턴트 커피	컵	239g	5	-	1g	0g	0g
	콜라	1.5컵	?	151	0g	38.5g	0g	0g
	달게 한 인스턴트 홍차	컵	259g	88	-	22g	0g	0g
	위스키, 진, 럼, 보드카(100도)	30ml	27.8g	82	0g	0g	0g	0g
	레드와인	30ml	29.5g	21	-	0g	0g	0g
	화이트와인	30ml	29.5g	20	-	-	0g	0g
빵류	비스켓-포장단위		28.4g	104	2g	13g	0.5g	5g
	식빵-보통	한쪽	25g	66	2g	13g	1.3g	1g
	크래커-치즈-포장단위		1g	5	-	1g	-	0.1g
	머핀-보통-포장단위		56g	133	4g	26g	1.3g	1g
	팬케이크-보통-포장단위		27g	60	2g	9g	0.5g	2g
아침식사	시리얼-100% bran	컵	66g	178	8g	48g	19.5g	3g
	시리얼-kix	컵	18.9g	74	2g	16g	0.3g	-
	시리얼-crispy rice	컵	28.4g	112	2g	25g	1g	-
	시리얼 -rice chex kelloggs	컵	25.2g	100	1g	23g	0.2g	-

종류		부피	무게	칼로리	단백질	탄수화물	섬유질	지방
종합식품	비프스튜+채소	컵	245g	220	16g	15g	3.2g	11g
	핫도그-보통-포장단위		98g	242	10g	18g	0.9g	15g
	피자-치즈	한쪽	63g	140	8g	21g	1.6g	3g
	피자-페퍼로니	한쪽	71g	181	10g	20g	1.5g	7g
	샌드위치-햄치즈	1개	146g	353	21g	33g	3.3g	16g
	샌드위치-비프	1개	139g	346	22g	34g	3.4g	14g
유제품	치즈		28.4g	105	7g	1g	0g	8g
	체다치즈		28.4g	114	7g	1g	0g	9g
	스위스치즈		28.4g	107	8g	1g	0g	8g
	우유	컵	244g	149	8g	11g	0g	8g
	요구르트	컵	227g	139	8g	11g	0g	7g
디저트	치즈케이크	한쪽	85g	257	5g	24g	1.8g	16g
	쿠키	1개	14g	53	1g	11g	0.6g	1g
	설탕쿠키	1개	20g	99	1g	13g	0.3g	5g
	컵케이크-보통	1개	25g	90	1g	14g	0.3g	3g
	도넛-보통	1개	25g	104	1g	12g	0.3g	6g
	아이스크림-카라멜	컵	165g	323	8g	53g	0g	10g
	아이스크림-바닐라	컵	133g	269	5g	32g	0g	14g
	애플파이	한쪽	135g	323	3g	49g	2.2g	14g
	펌킨파이	한쪽	130g	275	5g	32g	3.5g	15g

종류		부피	무게	칼로리	단백질	탄수화물	섬유질	지방
달걀	달걀	개	50g	75	6g	1g	0g	5g
	오믈렛-2개(햄치즈)	개	120g	266	19g	2g	0g	20g
패스트푸드	더블치즈버거 - 버거킹	개	172g	483	30g	29g	1.4g	27g
	dairy queen-ice cream cone	개	142g	226	5g	33g	-	8g
	KFC - crispy chicken breast	개	135g	342	33g	12g	0.1g	20g
	맥도날드 - 사과파이	개	83g	260	2g	30g	1.1g	15g
	맥도날드 - 빅맥	개	215g	560	25g	43g	-	32g
	맥도날드 - 치즈버거	개	116g	310	15g	31g	-	14g
	맥도날드 - 후렌치후라이	큰것	122g	400	6g	46g	4.2g	22g
	맥도날드 - 햄버거	개	102g	260	12g	31g	-	10g
	피 자 - beef/chicken/onion		28.3g	73	6g	7g	-	2g
지방 및 기름	버터 - 보통	개	5g	36	-	-	0g	4g
	지방 - lard(돼지)	컵	205g	1849	0g	0g	0g	205g
	마가린 - 40%지방	5ml	48g	17	0g	0g	0g	2g
	마가린 - 보통	5ml	4.7g	34	0g	0g	0g	4g
	참기름	컵	13.6g	120	0g	0g	0g	14g
	식용유 - 대두유	접시	218g	1927	0g	0g	0g	218g
어류	잉어 - 익힌 것	접시	85g	138	19g	0g	0g	6g
	뱀장어 - 익힌 것	접시	85g	201	20g	0g	0g	13g
	생굴	접시	85g	69	8g	4g	0g	2g
	참치캔	1개	85g	168	25g	0g	0g	5g

종류		부피	무게	칼로리	단백질	탄수화물	섬유질	지방
과일류	사과-껍질 벗긴 것	개	128g	73	t	19g	2.4g	t
	바나나	개	114g	105	1g	27g	1.8g	1g
	자몽	개	236g	78	2g	20g	2.5g	t
	사과주스	컵	248g	116	t	29g	0.5g	t
	레몬주스	컵	244g	51	1g	16g	0.7g	1g
	오렌지주스	컵	249g	104	1g	25g	0.3g	-
	레몬	개	108g	22	1g	12g	1g	-
	오렌지	개	131g	62	1g	15g	3.1g	-
	복숭아	개	87g	37	1g	10g	1.4g	-
	배	개	166g	98	1g	25g	4.3g	1g
	건포도	컵	145g	435	5g	115g	7.7g	1g
	딸기	컵	149g	45	1g	11g	3.9g	1g
곡류	옥수수칩		28.4g	155	2g	17g	1.7g	9g
	라면	컵	227g	207	6g	31g	2g	9g
	팝콘-설탕도포	컵	35g	135	2g	30g	1.4g	1g
	떡	개	9.31g	35	1g	8g	0.2g	-
	밥-현미(장립형)	컵	195g	216	5g	45g	3.3g	2g
	밥-도정한 것(장립형)	컵	205g	264	6g	57g	2.1g	1g
핵과류	아몬드-가루	컵	130g	166	26g	27g	12.1g	68g
	땅콩버터-덩어리	15ml	16.1g	95	4g	3g	1.1g	8g
	땅콩버터-매끄러운 것	15ml	16g	94	4g	3g	1g	8g

종류		부피	무게	칼로리	단백질	탄수화물	섬유질	지방
육류	소고기-등심(익힌 것)	조각	100g	231	33g	0g	0g	10g
	소고기(익힌 것)	조각	100g	221	28g	0g	0g	11g
	햄 통조림	조각	21g	50	3g	t	0g	4g
	돼지 허릿살(익힌 것)	조각	82g	284	191g	0g	0g	22g
	돼지 허릿살(살코기)	조각	72g	173	21g	0g	0g	9g
	돼지 어깻살(살코기)	조각	140g	342	36g	0g	0g	21g
	돼지 삼겹살	조각	100g	713	5g	0g	0g	77g
가금류	닭가슴살(익힌 것)	덩어리	172g	284	53g	0g	0g	6g
	닭가슴살(껍질有)튀김	덩어리	196g	436	62g	3g	0.1g	17g
양념	케찹	15ml	15g	8	t	2g	*	0g
	간장	15ml	18g	10	1g	2g	0g	t
과자류	candy - almond joy		28.4g	151	2g	19g	0.3g	8g
	candy - milk chocolate		28.4g	151	3g	15g	1.3g	10g
	꿀	15ml	21g	65	0g	17g	0.1g	0g
	딸기잼	15ml	20g	55	0g	14g	0.2g	0g
채소류	아스파라거스	컵	180g	45	5g	8g	2.2g	1g
	죽순	컵	151g	41	4g	8g	3.9g	0g
	배추	컵	70g	17	1g	4g	1.5g	0g
	당근주스	컵	246g	98	2g	23g	5.9g	0g
	당근	개	72g	31	1g	7g	2.3g	0g
	치커리	컵	180g	41	3g	8g	4.3g	1g

종류		부피	무게	칼로리	단백질	탄수화물	섬유질	지방
채소류	오이	개	301g	39	2g	9g	3g	0g
	가지(익힌 것)	컵	96g	27	1g	6g	2.7g	0g
	생마늘(한 쪽)	개	3g	4	0g	1g	0.1g	0g
	상추	컵	55g	10	1g	2g	0.8g	0g
	양파(자른 것)	컵	160g	61	2g	14g	2.6g	0g
	고추	개	74g	20	1g	5g	1.2g	0g
	감자칩	개	2g	11	0g	1g	0g	1g
	구운 감자	개	202g	220	5g	51g	4.9g	0g
	삶은 감자	개	135g	116	2g	27g	1.5g	0g
	시금치	컵	56g	12	2g	2g	1.5g	0g
	호박-주끼니	컵	180g	29	1g	7g	2.3g	0g
	두부	컵	252g	365	40g	11g	3g	22g
	야채주스	컵	244g	42	2g	10g	2.9g	0g
	토마토주스	컵	242g	46	2g	11g	2.7g	0g
기타	껌(설탕 함유)	개	1.7g	5	0g	2g	0g	t
	식초	컵	240g	29	0g	12g	0g	0g

키별 표준체중표

여자

키(cm)	작은 몸집 (kg)		큰 몸집 (kg)	
	최 소	최 대	최 소	최 대
147.32	46.27	50.35	49.44	54.89
149.86	46.72	51.26	50.35	55.79
152.40	47.17	52.16	51.26	57.15
154.94	48.08	53.52	52.16	58.51
157.48	48.99	54.89	53.52	59.88
160.02	50.35	56.25	54.89	61.24
162.56	51.71	57.61	56.25	62.60
165.10	53.07	58.97	57.61	63.96
167.64	54.43	60.33	58.97	65.32
170.18	55.79	61.69	60.33	66.68
172.72	57.15	63.05	61.69	68.04
175.26	58.51	64.41	63.05	69.40
177.80	59.88	65.77	64.41	70.76
180.34	61.24	67.13	70.76	72.12
182.88	62.60	68.49	71.67	73.48

남자

키(cm)	작은 몸집 (kg)		큰 몸집 (kg)	
	최 소	최 대	최 소	최 대
157.48	58.06	60.78	59.42	63.96
160.02	58.97	61.69	60.33	64.86
162.56	59.88	62.60	61.24	65.77
165.10	60.78	63.50	62.14	67.13
167.64	61.69	64.41	63.05	68.49
170.18	62.60	65.77	64.41	69.85
172.72	63.50	67.13	65.77	71.22
175.26	64.41	68.49	67.13	72.58
177.80	65.32	69.85	68.49	73.94
180.34	66.23	71.22	69.85	75.30
182.88	67.59	72.58	71.22	77.11
185.42	68.95	74.39	72.58	78.93
187.96	70.31	76.20	74.69	80.74
190.50	71.67	78.02	75.75	82.56
193.04	73.48	79.83	77.57	84.82

* Metropolitan Life Insurance Company, revised 1983
* 가장 낮은 사망률에 토대를 두어 작성한 25~59세 체중임
* 키는 구두 높이 1인치(2.54cm)가 추가된 것임
* 여자의 경우 옷 무게 1.36kg, 남자의 경우 옷 무게 2.27kg이 포함된 것임

여자(알몸 상태)

키(cm)	작은 몸집 (kg)		큰 몸집 (kg)	
	최 소	최 대	최 소	최 대
144.78	44.91	48.99	48.08	53.43
147.32	45.36	49.90	48.99	54.33
149.86	45.81	50.80	49.90	55.69
152.40	46.72	52.16	50.80	57.05
154.94	47.63	53.53	52.16	58.42
157.48	48.99	54.89	53.53	59.78
160.02	50.35	56.25	54.89	61.14
162.56	51.71	57.61	56.25	62.50
165.10	53.07	58.97	57.61	63.86
167.64	54.43	60.33	58.97	65.22
170.18	55.79	61.69	60.33	66.58
172.72	57.15	63.05	61.69	67.94
175.26	58.52	64.41	63.05	69.30
177.80	59.88	65.77	69.40	70.66
180.34	61.24	67.130	70.31	72.02

남자(알몸 상태)

키(cm)	작은 몸집 (kg)		큰 몸집 (kg)	
	최 소	최 대	최 소	최 대
154.94	55.79	58.51	57.15	61.69
157.48	56.70	59.42	58.06	62.60
160.02	57.61	60.33	58.97	63.50
162.56	58.51	61.24	59.88	64.86
165.10	59.42	62.14	60.78	66.23
167.64	60.33	63.50	62.14	67.59
170.18	61.23	64.86	63.50	68.95
172.72	62.14	66.23	64.86	70.31
175.26	63.05	67.59	66.23	71.67
177.80	63.96	68.95	67.59	73.03
180.34	65.32	70.31	68.95	74.84
182.88	66.68	72.12	70.31	76.66
185.42	68.04	73.94	72.12	78.47
187.96	69.40	75.75	73.48	80.29
190.50	71.22	77.57	75.30	82.56

잘 먹고 잘 빠지는

황제 다이어트, 5주의 기적

초판 1쇄 인쇄 2017년 7월 20일
초판 1쇄 발행 2017년 7월 25일

지 은 이 김양원
펴 낸 이 천승배
펴 낸 곳 도서출판 유한문화사

출판등록 제 5-31호(1979년 3월 6일)
주 소 서울시 강서구 강서로76길 21(가양동)
전 화 02)2668-2055~6 팩스 | 02)2668-2565

ISBN 978-89-7722-725-5 (03510)

* 책값은 뒤표지에 있습니다.
* 잘못된 책은 구입처에서 교환해 드립니다.

www.yuhansa.com